LA VARIOLE

ET

LE CROUP

A MONTLUÇON

PAR

Le Docteur DECHAUX

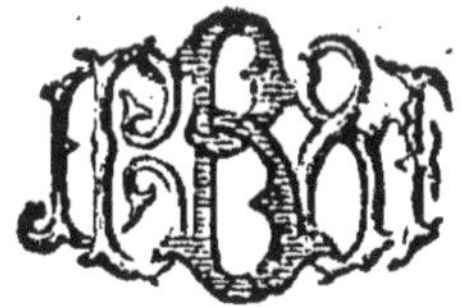

PARIS

LIBRAIRIE J.-B. BAILLIÈRE ET FILS

19, rue Hautefeuille, près du boulevard Saint-Germain

1888

LA VARIOLE ET LE CROUP

A MONTLUÇON

TRAVAUX DU MEME AUTEUR

PARALLÈLE DE L'HYSTÉRIE ET DES MALADIES DU COL DE L'UTÉRUS, suivi de mémoires sur la saignée dans la grossesse, la conservation des membres dans les cas désespérés, les amputations en ville, les caustiques dans le cancer de la face, les nécroses du maxillaire inférieur, les hernies étranglées, les corps étrangers à travers les voies digestives, la syphilis des verriers, les contagions mystérieuses, le croup profond, les accidents des émétiques et des purgatifs, l'embaumement dans la gangrène externe et interne, les fièvres éruptives : rougeole, scarlatine et variole. Paris, 1873, in-8°. VIII-444 p. . . . 3 fr. 50

PLAIES PÉNÉTRANTES DE L'ABDOMEN ET DES INTESTINS. — Taille sous-pubienne. — Kystes du dos simulant les abcès par congestion. (*Annales de la chirurgie française.*)

PLAIES DES MAINS ET DES DOIGTS. (*Bulletin médical du Nord*, Lille.)

DES PLAIES PÉNÉTRANTES DES ARTICULATIONS. Paris, 1875, 1 vol. in-8 de 124 pages. . . . . 3 fr. 50

LA VÉRITÉ SUR LES MALADIES DE L'UTÉRUS ET LA PHYSIOLOGIE MÉDICALE DE LA FEMME. Paris, 1877, 1 vol. in-8° 176 pages. . . . . 3 fr. 50

LA FEMME STÉRILE. Paris, 1882, 1 vol. in-18 jésus. 2 fr. 50

LA SAIGNÉE D'HIPPOCRATE. Paris, 1886. 1 vol. in-18 jésus de 28[illegible] pages. . . . . 3 fr. 50

ÉMILE COLIN — IMPRIMERIE DE LAGNY

LA VARIOLE

ET

LE CROUP

A MONTLUÇON

PAR

LE Dr DECHAUX

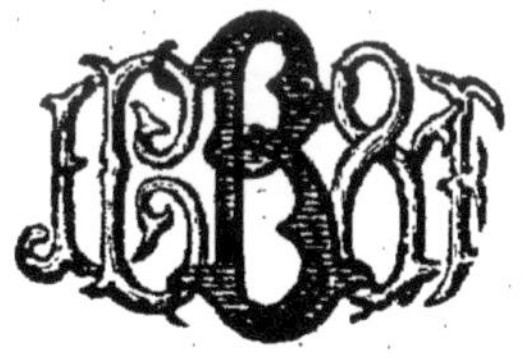

PARIS
LIBRAIRIE J.-B. BAILLIÈRE ET FILS
19, rue Hautefeuille, près du boulevard Saint-Germain.

1888

LA VARIOLE ET LE CROUP

A MONTLUÇON

I

ÉPIDÉMIE DE VARIOLE DE 1886

Dîne hunc ardorem mentibus addunt?
Sont-ce les dieux qui m'inspirent cette ardeur ?

Les occasions, sans les chercher, se multiplient sous mes pas et semblent m'inviter à continuer mes écrits, alors que de tous côtés mes parents, mes amis m'engagent enfin au repos et à la retraite. Je viens à peine de terminer et de présenter à l'Académie de Médecine mon dernier ouvrage sur la *Saignée d'Hippocrate* que la Providence, qui m'a offert tous mes sujets de thèses extraordinaires, fait tomber au milieu de ma clientèle, de mon champ d'observation, du vaste hôpital disséminé de nos usines, une épidémie compacte de petites véroles. Eh! précisément j'ai dans mon livre un chapitre très intéressant sur les fièvres éruptives que j'ai étudiées avec prédilection, à l'amphithéâtre dans de très nombreuses autopsies, sous un médecin célèbre des enfants, M. Baron, dans les livres des anciens et des modernes et dans une pratique active de cinquante ans. Ces observations d'hier et d'aujourd'hui seront la nouvelle preuve et le couronnement d'une œuvre de longue main. Je n'entrerai pas dans les menus détails que j'ai donnés ailleurs; je signalerai seulement ici les caractères les plus saillants.

Cette épidémie a commencé en mai 1886 et jusqu'à présent, 10 novembre, elle reste confinée dans notre ville d'outre-Cher, dans les quartiers de nos industries, principalement parmi les ouvriers de la Glacerie, de la Verrerie, dont je suis le médecin, et de la forge de Saint-Jacques.

Elle est plus nombreuse que celle de 1870, mais moins grave. Elle fait moins des morts et laisse des marques moins profondes.

Chez beaucoup de sujets elle est discrète; chez

bien d'autres elle est confluente, violente, périlleuse, mortelle.

Elle attaque quelques enfants, mais surtout les adultes de 20 à 60 ans et plus.

Elle débute par des prodromes de 3 à 10 jours, des malaises, du dégoût, des nausées, des vomissements, des douleurs vagues, mais surtout dans les reins, de la fièvre, des sueurs et un mal de tête prolongé, très significatif.

L'éruption commence ordinairement au visage et aux reins, puis elle se généralise par tout le corps. Dans la varioloïde, la petite vérole volante, les pustules sont minces, superficielles, sous-épidermiques et mûrissent rapidement, en 8 ou 10 jours. — Dans la variole complète, la Grosse, comme on l'appelle ici, elles sont longues à sortir toutes, à se dégager du derme où elles sont enchâssées, à se développer, à sécher et à s'écailler. Celles-là laissent des taches versicolores, longues à se dissiper et des empreintes de grêle plus ou moins profondes. Cette Grosse dure bien de 20 à 40 et 50 jours. — A ce degré le visage gonfle, devient monstrueux, les pieds, les mains gonflent semblablement, tout le corps n'est que boutons et croûtes. Les pustules envahissent la gorge, la bouche, les lèvres, les narines, les yeux.

La fièvre monte à 110, 120, 140 pulsations ; la température à 40, 44 degrés.

La face est surtout colorée, animée. Les yeux brillants au début, le faciès calme ou égaré, rouge, congestionné, ou bien blafard et terne est le principal guide, autant que le pouls et le thermomètre, dans l'appréciation du degré de la maladie. Les yeux, quand la figure est défigurée, restent le point de mire indicateur de ce qui se passe dans le cerveau, comme la langue sèche ou humide de ce qui subsiste de vie radicale, de racines qui pompent encore.

Le délire et toutes ses nuances, le visage vultueux, l'œil égaré, trop brillant ; — l'intensité du mal de tête, — l'agitation, l'ardeur de la fièvre ; — l'impossibilité de rester au lit, le besoin de se lever, la peine à être persuadé, à être contenu... méritent une grande surveillance de la part des assistants et du médecin.

Chez ces constitutions généreuses, ces jeunes gens, ces jeunes filles de 20 ans, ces ouvriers robustes de 20 à 60 ans, surpris dans la plénitude de leurs éléments, chez un très grand nombre, il survient des saignements de nez ! ! les uns légers, de quelques gouttes, indicateurs d'une grande tension du cerveau et du système sanguin, les autres abondants, répétés 4, 6, 8 jours, hémorrhagiques. — Ce sont en général des crises heureuses que la nature détermine pour le salut de quelques-uns, et dont nous devons profiter pour notre instruction et notre intervention. La plupart de ces hommes forts, de ces jeunes sujets au sang impétueux, qui ont ainsi des saignements de nez ; les femmes dont les règles reviennent ou s'ouvrent en epistaxis utérines se sauvent en général ! Dans le langage typique de nos usines, c'est une soupape de sûreté qui se lève p faire échapper l'excès de vapeur, l'excès de sang qui bouillonne alors et détermine des transports vers le cerveau.

A cette indication de la nature médicatrice, à tous ceux qui sont en danger, dans cet emportement de la fièvre ' 'uptive, la plus considérable des fièvres aiguës, je tire du sang ! ! ! Je ne saigne guère parce que la saignée est passée de mode et que les médecins d'à présent et le monde la tiennent en défiance et en discrédit ; mais j'y supplée par des applications de sangsues à l'anus et surtout aux pieds, loin de la tête et où elles saignent beaucoup, souvent trop, si on ne les surveillait pas !

Cette méthode, qui résulte de mes études prolongées, continue de me produire des résultats positifs dont on peut prendre des renseignements dans les quartiers, les familles, auprès des contremaîtres, des directeurs, des religieuses, des curés, de tout le public au milieu duquel je traite ouvertement.

Dirai-je en contre-partie que, parmi les victimes, plusieurs dans la force de l'âge, de 30 à 50 ans, ont succombé dans le délire, le coma, la congestion, dans la plénitude, une telle exubérance, que, sur leur lit de mort, dans leur cercueil ils ont rendu plus ou moins de sang !!!

Les évacuations sanguines au début, avant la période de suppuration, à l'instar des saignements si salutaires de la nature, constituent donc un des points les plus saillants, le *clou* de cette épidémie et de nos observations actuelles d'hier et d'aujourd'hui.

Autrement, dans les cas bénins, je me contente de surveiller et des moyens simples ordinaires : le repos à la chambre ; un lit modérément couvert, des boissons tièdes ou chaudes, telles que le tilleul, la bourrache ou les quatre-fleurs ; des bouillons, des soupes , une légère alimentation ; des potions diaphorétiques et calmantes, à l'acétate d'ammoniaque, à l'eau de mélisse et au laudanum, des sinapismes le soir... et l'expectation prudente de l'évolution et de la fin de la maladie.

Pendant les chaleurs de l'été, de juin à septembre, où le sang se décentralise spontanément et afflue à la peau, qui est alors plus perméable, les éruptions sortaient plus facilement. Depuis les fraîcheurs d'octobre et de novembre que le sang se concentre déjà dans ses foyers et reste davantage dans ses réservoirs et ses retraites, les éruptions hésitent quelquefois, semblent moins promptes à sortir. Dans la période torride je me contentais de boissons douces, tièdes, légèrement diaphorétiques et aqueuses. Depuis le commencement des froids, j'accorde des boissons vineuses, de la bourrache, du tilleul rougis aux ouvriers qui instinctivement en sont très désireux et croient que leurs éruptions en sortent mieux. Je les suspends quand la sortie se fait bien, que les pustules sont vermeilles, animées. J'y reviens quand le coup est fait, le lancement opéré, quand la maladie se fatigue dans sa course, que les pustules pâlissent avant le moment, ont de la peine à se maintenir et à aboutir. En somme je cherche à diminuer, à modérer le bouillonnement, le torrent du sang dans le départ trop impétueux, dans la fièvre trop ardente, et à relever les forces, à favoriser la coction des humeurs, la formation et l'élimination du pus à la 2e période. Lors donc qu'elle est languissante je permets un peu de vin dans les boissons, dans le bouillon, ainsi que l'aiment les gens du peuple. J'ordonne même à quelques-uns de petits verres de vin chaud d'Hippocrate, à l'exemple de mon modèle favori, le plus grand des médecins observateurs de la nature.

La contagion n'est pas douteuse, mais elle est extrêmement capricieuse, et il y a tant de cas simultanés qu'on est obligé d'admettre des éruptions spontanées, ne provenant pas d'un seul et même germe, d'un seul sujet infectant, porteur du contage. Je vois dans la même famille trois et quatre sujets pris en même temps Il y a des nourrices qui allaitent leurs enfants, non vaccinés et ayant leur variole confluente de tout le corps, de la bouche pleine de pustules horribles, au point de faire venir sur leurs seins des boutons d'âcreté, et qui ne sont pas contagionnées. Réciproquement des nourrices ayant la variole et ne la donnant pas à leurs nourrissons préservés, vaccinés depuis quelques mois ou non vaccinés. De nos ouvriers, les uns aisés, ont de 2 à 3 lits avec 4 ou 6 enfants ; les jeunes ménages n'en ont qu'un : quand c'est le mari qui est pris, sa femme le veille jusqu'à 2 heures du matin, puis, la fatigue, le froid la gagnant elle se jette sur le lit ! Le mari en fait autant, et la mère également pour ses enfants. — Il fallait entendre, par ces temps de chaleurs, où elles étaient toutes dans la rue, ces femmes racontant à qui mieux mieux leurs prouesses d'imprudences, et répétant avec acclamation : « Quand on doit l'avoir on doit l'avoir, et excepté la vaccine qui l'empêche souvent et la diminue ordinairement, les précautions n'y font pas grand chose ; en tout cas ce n'est pas une raison pour ne pas soigner sa famille, ses amis, ses semblables, pour s'isoler, se disperser et fuir follement et lâchement. »

Dans ces conditions, sans forfanterie, je paye d'exemple, depuis six mois je suis tous les jours au milieu d'eux, je les touche, j'ausculte ceux qui accusent des points, je sens leurs sueurs sur ma figure, sur mes mains, je les écoute, je parle avec eux, je respire leur haleine, leurs miasmes, leurs microbes, et j'encourage ces braves gens à se soigner les uns les autres : le sentiment satisfait, le devoir accompli, Dieu fait la part de chacun.

Le nombre des sujets atteints est considérable, bien plus qu'en 1870 : La place Saint-Paul, le quai du canal, les rues de Brevel, des Dardanelles, de Villars, Saint-Victor, Saint-François, de la République, de Victor Hugo, la route de Tours, les quartiers de la Verrerie, de la Glacerie, des Marais de Blanzat sont particulièrement envahis, et l'extension fait tous les jours la tache d'huile. Je suis pris là, et mes confrères de même, de porte en porte. Il y a 2, 4 cas par maison, 20, 30 par rue, le quart, la moitié de la famille atteints simultanément ou successivement, à intervalles de jours, de semaines, de mois.

Il n'y a pas de morts proportionnellement au nombre, mais on en compte pas mal. La statistique rigoureuse est difficile, les mêmes malades étant vus quelquefois par différents médecins, mais on remarque des petits enfants, des adolescents, des jeunes gens, des hommes, des femmes à la fleur de l'âge, des chefs de maison, des hommes forts et précieux.

Dans cette grande expérience publique, la voix du peuple est pour la vaccine? Il proclame qu'elle préserve beaucoup de personnes, et que, chez le plus grand nombre, elle atténue l'éruption et les dangers. Mais il crie qu'elle n'exempte pas absolument, ni la vaccine primitive, la plus efficace, suffisante en général, ni les revaccinations que nous opérons largement. Les ouvriers s'entretiennent beaucoup entre eux du fléau et se vérifient les uns les autres, ceux qui ont été vaccinés et revaccinés, ceux qui ont traversé l'épidémie de 1870 et ceux qui portent les cicatrices caractéristiques de la bonne vaccine. Quant à la période de dix ans d'efficacité, ils la contestent aussi. Il y a des sujets bien vaccinés qui restent préservés pendant soixante ans, et il y a des enfants de quatre à sept ans qui sont atteints et qui par conséquent n'auraient été préservés que quatre ou cinq ans. — Dans le nombre il y a des sujets chez lesquels le vaccin n'avait pas pris, d'autres qui n'avaient pas été vaccinés du tout, mais dans cette épidémie ce sont des exceptions : La majorité des personnes surprises ayant été parfaitement vaccinée. — J'ai remarqué aussi trois cas de petits enfants de quatre à six mois qui, dans ces temps même d'épidémie, ayant été vaccinés, ont eu simultanément, à quatre et à sept jours de distance, la vaccine bien développée et la variole à la fois.

Voici quelques exemples :

Le 30 septembre, 1886, sur la route de la Glacerie, Bouty, conducteur au chemin de fer, homme de quarante ans, très bien constitué, meurt de sa variole compliquée de symptômes cérebraux, au huitième jour. — Sur son lit de mort il a rendu beaucoup de sang par le nez, par la bouche, par les oreilles!!

Seize jours après, du 16 au 25 octobre, son beau-frère, Robert, ouvrier forgeron, dans la même maison, de même âge, même tempérament sanguin, est pris aussi de l'épidémie. Sa variole est forte, confluente, colorée, faciès rouge, yeux injectés, brillants, pustules animées, vives comme des groseilles. Délire, agitation, impossibilité de rester au lit ; pouls 120 à 130, température à 42 degrés. — Je propose avec beaucoup de ménagements et des raisonnements à la portée de ces gens, une soustraction et une dérivation du sang, huit sangues aux pieds, au-dessous des malléoles? Cette soupape levée, le cours du sang détourné, la maladie prend une marche plus modérée et dès lors s'accomplit régulièrement. — Cette famille et leurs amis et leurs voisins me répètent : « Celui-là, vous l'avez positivement sauvé. »

Madame Bouty, la nouvelle veuve, toujours dans la même maison, treize jours après la mort de son mari est atteinte des prodromes de la variole, mal de reins, de tête, de l'estomac et fièvre accentuée pendant huit jours? Toutefois rien ne sort! — C'est un des cas nombreux que nous avons aussi dans cette épidémie et qui sont admis dans la science, de fièvre variolique sans les pustules, *Variolæ sine variolis.*

Une autre des sœurs, madame Jamet, est venue à l'enterrement de Bouty, en visites de deuil et dans la maladie de Robert. Elle est, elle, du centre de la ville, de la cité de Montluçon où il n'y a pas de cas. Mais elle l'a contractée et rapportée chez elle.

Pendant les premiers jours d'étonnement, du 16 au 25 octobre, elle l'a très marquée, demi-confluente. Mais elle est grasse, calme, lymphatique ; âgée de cinquante-deux ans et elle l'accomplit sans accidents, avec le traitement ordinaire : Bourrache, potion à l'acétate d'ammoniaque, quatre grammes, alcoolat de mélisse dix grammes, et laudanum 25 gouttes; bouillon, soupes, et lit modérément chaud....

Chose extraordinaire : sa fille tient un atelier de couture, avec six jeunes personnes ; je n'ai pu les revacciner immédiatement et aucune n'a contracté l'épidémie.

Du 12 au 20 juillet j'allais rue des Dardanelles, dans une famille de verriers, les Cornieux. *Simultanément* trois garçons de 9 à 15 ans étaient couchés dans le même lit accablés par la chaleur et le bouillonnement de l'éruption. — La fille de 17 ans dans un lit à part. Tous les quatre se sont sauvés, malgré l'entassement. Et dans ce foyer ardent, plein de miasmes et de microbes, ni le plus grand frère, ni le père, ni la mère, ni le plus petit qu'elle allaite n'ont rien contracté.

A l'hôpital, mon collègue M. Danthon, s'apprêtait à prendre du vaccin sur un enfant de six mois fraîchement vacciné quand il s'aperçut et que nous vîmes ensemble que ce nourrisson avait à la fois la variole et ses boutons de vaccine bien développés.

J'ai eu à la Glacerie deux autres cas semblables de petits enfants ayant simultanément la vaccine et la variole. — Et deux autres récemment vaccinés depuis 20 jours et ayant quand même la variole.

22 septembre et jours suivants, aux vieilles maisons de la Glacerie, Pénard, polisseur, 60 ans, robuste, bien conservé, a sa variole très forte ; mais à chaque redoublement de la fièvre, à chaque poussée de l'éruption, le nez lui saigne abondamment et pendant plusieurs jours. Ces échappements apaisent l'effervescence de son sang, et il se sauve par ces crises naturelles.

Dans la même maison, quatre autres personnes, dont son fils, l'ont plus bénigne.

Dans ce pâté de maisons, 23 cas dont deux morts seulement, deux petits enfants qui n'avaient pas été vaccinés. — Mais plusieurs personnes en danger et fortement grêlées.

(J'ouvre cette parenthèse pour dire que tout près de là, dans les maisons autour de la chapelle de Blanzat, du mois d'août au mois de novembre, j'ai concurremment avec les varioles un foyer d'épidémie de fièvres typhoïdes : Neuf cas, dont deux mortels, une jeune fille de 15 ans et une de 18 ; — Et un jeune homme de 19 ans qui s'en tire à travers une longue période d'adynamie et d'éschares.

Depuis le mois de novembre les angines nous sont revenues : Mes collègues m'en ont signalé plusieurs cas et je viens d'en avoir trois cas, dont un de gros croup, très visible chez un enfant de 7 ans, avec la bouche et le pharinx tapissés de fausses membranes, la toux férine au début, l'extinction de voix, l'asphyxie bronchique progressive et la mort).

10 novembre à Montcourtais, My, polisseur, 40 ans, extrêmement laborieux et économe, ayant gagné sa maison et son jardin : Variole forte! Délire et congestion cérébrale, crachement de sang, oppression et congestion pulmonaire. — Je lui fais mettre 6 sangsues aux pieds, qui ne diminuent pas

son agitation, et qui saignent tellement un jour et deux nuits que ni le perchlorure de fer, ni les tampons de compresses graduées ne peuvent les arrêter définitivement et que je suis obligé de cautériser les piqûres au fer rouge, et de lui administrer des cordiaux. Mais hélas, persistance de l'état nerveux et ataxique, et mort cruelle!

28 octobre. — Route de Tours, la femme Romain, de la Glacerie, a son éruption forte et inquiétante : Il lui survient une perte utérine hémorrhagique, *qui fait tomber les symptômes cérébraux*, qui l'affaiblit, mais qui la sauve!

12 jours après, le 9 novembre, elle se lève pour donner son lit à sa fille de 14 ans et la soigner de l'épidémie.

A l'hôpital, du 3 au 15 novembre, une fille de 19 ans, orpheline, enceinte de huit mois, contracte la variole dans nos salles et l'a à un haut degré, avec l'agitation et le délire. Sur ce terrain, *in animâ vili*, j'ordonne franchement mes huit sangsues aux pieds? Le lendemain avortement! L'éruption s'évolue quand même. Mais cinq jours après les pustules deviennent pâles et blafardes, et le faciès décomposé, menaçant? Toutefois je constate que les seins sont gorgés de lait, le ventre tendu, plein de lochies, sans doute, et de puerpuéralités! Entre les deux dangers de variole rentrée et de fièvre puerpérale je me défends du plus grand. Je purge, je soutiens par des boissons vineuses; je repurge la huitaine, je dépure cette impure, et cette fille, nécessaire à personne, se sauve.

Je rapporte cette observation parce que dans la variole je ne purge pas, en général, imbu de cet aphorisme : *In hoc affectu purgatio suspecta erit; fit enim motus motui naturæ contrarius.* Je respecte avec les grands maîtres l'immense travail qui s'accomplit alors vers la peau.

12 septembre, place Saint-Paul, Bordereuil, verrier, 19 ans, a sa variole délirante, ardente, dans un danger imminent et prolongé, à la vue de tous les locataires de cette maison commune? Huit sangsues aux pieds qui font tomber l'éréthisme nerveux et modèrent l'emportement du sang! La mère et les voisins me félicitent de l'avoir sauvé.

Dans la même maison, trois autres personnes sont prises à peu près dans le même temps; la maladie est plus modérée et j'applique un traitement plus simple.

25 octobre et 10 novembre, rue de Villars, Des Passerats, verriers, le père et la fille aînée ont des éruptions confluentes, longues, graves, très complètes et s'en tirent tout de même.

10 jours après c'est le tour des Méry, leurs voisins, verriers aussi. Le père a eu la varioloïde il y a quinze jours. La mère a la grosse variole, horrible, pleine de dangers, et sa fille qui couche à côté d'elle, âgée de 15 ans, l'a moins forte. Et en même temps un fils de 17 ans, dans un lit à côté, est également atteint à un très haut degré.

6 novembre, rue de Damiette, les Dubuisson, verriers : un fils de 19 ans a eu sa variole forte, mais il se lève convalescent. Sa mère l'a extrêmement grave, tout le dos présentant un fonds cramoisi, érysipélateux; sa fille de 15 ans couche avec elle et l'a moins forte; mais son fils de 19 ans, très nerveux, l'a forte, délirante, agitante, dans la même chambre, dans un lit à côté.

7 novembre, rue de Brevel, la femme de Marceau, verrier, a son éruption vermeille, ses pustules groseilles et une grande tension cérébrale et sanguine qui inquiète sa famille et ses voisins. Mais ses *règles* surviennent anticipées, abondantes, elles déterminent une détente, et cet échappement de sang la sauve !

Dies me deficiet, le jour me ferait défaut, suivant l'expression de Sydenham, le grand observateur des varioles de Londres, si je voulais exposer toutes les circonstances, les cas extraordinaires, peindre les nuances de cette nombreuse et longue épidémie.

Cependant je crois devoir ajouter que notre constitution médicale de Montluçon a été extrêmement chargée toute cette année 1886. Nous avons eu et nous avons encore des angines couenneuses, des enrouements, des croups mortels, et des fièvres typhoïdes, disséminées et agglomérées par localités, par quartier, et marchant simultanément avec les varioles : c'est-à-dire les *anginæ*, les *raucitates*, les *febres continuæ*, *acutæ*, *ardentes*, et les *pustulæ plurimæ*, *confluentes*, *purulentes et ulcerosæ* d'Hippocrate et de tous les temps.

Le 15 novembre, l'épidémie traverse le pont et le Cher et envahit la cité de Montluçon; la peur s'empare de tout le monde et on se fait revacciner en masse de tous côtés. Il n'y a plus assez d'enfants d'un à trois mois pour fournir le vaccin primitif, le seul réellement préservatif.

II

ÉPIDÉMIE DE VARIOLE DE 1886-87

J'ai adressé à l'Académie de médecine et à l'Institut la première partie de ma relation jusqu'au 16 novembre 1886. L'épidémie continue et je vais reprendre l'exposition brève des cas les plus remarquables avec les traits les plus saillants.

1re *Observation*

Mâle, 48 ans, chauffeur à la coulée des glaces, près de la petite porte de l'établissement, du 13 novembre 1886 au 21 février 1887 ; plus de 3 mois hors de travail, un de maladie, 2 de convalescence.

Des ouvriers allant à leurs ateliers ou en revenant, les uns vont le voir par amitié et par curiosité, les autres se détournent loin de sa maison avec effroi. — En effet, Mâle a sa variole forte, noire, horrible, tête de nègre, énorme, couverte de pustules, de croûtes, les paupières fermées (*lumen ademptum)*, les orifices du nez et de la bouche rétrécis; des mains de crapeau, gonflées, véruqueuses, encroûtées. — Au début, mal de tête, de reins, fièvre ardente, soif étonnante ; il boit 4, 6 et jusqu'à 10 litres par 24 heures — Il prend des potions diaphorétiques et calmantes qui aident à la sortie de ses boutons et lui procurent un peu de repos et de tolérance de son état. Contre l'éruption interne, de la bouche, de la gorge, l'angine varioleuse, le miel rosat, le sirop de mûres et le jaulep au chlorate de potasse détergent et désobstruent ces passages, dont une certaine liberté est incessamment indispensable. — Les vapeurs d'eau de fleurs de sureau humectent les narines et les lèvres. De temps en temps, les onctions avec l'huile camphrée et phéniquée assouplissent la peau du visage lorsqu'elle est trop raide. — Les fumigations balsamiques, simplement au sucre et au genièvre concassés et brûlés, facilitent le gonflement des mains et parfument son lit et son corps. — Tant qu'il peut prendre des bouillons, des soupes claires, des boissons chaudes, légèrement vineuses, on lui en donne.

Les yeux fermés chez lui ne peuvent fournir le miroir de ce qui se passe dans le cerveau : il n'y a que ses attitudes, sa respiration, ses paroles, le son de sa voix et son calme général pour renseigner du côté de son système nerveux, qui n'est pas trop troublé. — Mais sa langue, conservant une certaine humidité, témoigne que l'absorption se fait encore, qu'il subsiste encore de la vitalité dans les organes abdominaux ; et c'est par ces voies que s'annonce et s'effectue le retour à la vie.

Mâle, l'immortel, s'est sauvé au milieu de son état désespéré, il est rentré à la grande halle de la coulée des glaces ; et dans ce long péril aucune de ses bonnes voisines de la rangée de ce phalanstère, qui se sont exposées pour lui et pour sa femme n'a eu à le regretter. — Il n'y a eu qu'un de ses enfants de 8 ans qui a été contagionné, et il ne l'a été qu'à un degré atténué.

2e *Observation*

A l'autre bout du rang, dans un entassement de maisons attenantes à la Manufacture, nous avons eu un groupe considérable de sujets atteints à des degrés différents, les uns simultanément les autres successivement pendant trois mois.

3e *Observation*

Les Maigret : 3 enfants à la fois, fortement pris et couchant, buvant ensemble, se touchant de partout, respirant l'haleine les uns des autres, s'infectant réciproquement, renforçant le miasme, le contage, le virus et se sauvant quand même.

4e *Observation*

Mademoiselle Cusset, 20 ans, la jolie fille d'un contremaître, atteinte fortement. — Et plusieurs mois après, restant tachée, rougie, variée, variolée et grêlée, — avec une ophthalmie longue à se dissiper.

5e *Observation*

La fille Vergniaux, — Maume. — Rancier — Saviot, — les deux Paris, le père et l'enfant, atteints à un degré moyen.

6e *Observation*

La veuve... et ses quatre filles, au-dessus, dans un grenier, un seul lit, les unes couchant sur le plancher, sur la paille et des haillons, — une seule, de 15 ans, très gentille, ayant consenti à se laisser transporter à l'hôpital, et toutes quatre guéries.

7e *Observation*

Madame Migeon, jolie femme de 30 ans, cruellement atteinte : fièvre ardente, délire, — obligée de recourir aux sangsues aux pieds, — en danger, longtemps malade et fortement grêlée.

8e *Observation*

La femme Thoveron a deux de ses enfants pris. — Le plus jeune, de 10 mois, qu'elle allaite, *meurt,* — et tout couvert de pustules, ne communique rien à sa mère qui l'a sans cesse sur ses bras, et qu'il égratigne, et qu'il aurait infailliblement inoculée avec ses ongles si la contagion était implacable.

9e *Observation*

Me Dubeuf, la voisine : — enfant de même

âge, — dans les mêmes conditions, — qui succombe aussi ; — mais dont la mère est également épargnée.

10° *Observation*

Sur le même palier, ses deux nièces, de 12 et 15 ans, les petites Aufort, toutes deux fortement pustulées.

11° *Observation*

En face l'église de Blanzat, un enfant de 9 ans moyennement atteint.

12° *Observation*

Un peu plus loin, près du canal, les deux Hervé, le frère et la sœur, assez sérieusement.

13° *Observation*

Mademoiselle Penon, empoignée à la veille de son mariage qu'elle est obligée de reculer ; — et son frère 15 jours après.

14° *Observation*

Dans le même quartier, Dénoue, homme de

48 ans, fièvre initiale orageuse, éruption confluente, bien malade, mais survivant.

15e *Observation*

GRAND RANG DE LA GLACIÈRE.

Madame Nourrissat, 50 ans : forte fièvre, énigmatique pendant 5 jours (bronchite, ou typhoïde???) — et finalement variole confluente, bien colorée, bien sortie, telle que chez une jeune fille à la peau la plus tendre.

16e *Observation*

Madame Giganon, éruption considérable, et convalescence longue ! — Ses deux fils de 14 et 17 ans, pris à la fois de fièvre très aiguë et couchant ensemble. L'ainé a la variole manifeste, le jeune l'a latente, *variolæ sine variolis*, bien que continuant de coucher tous deux. (1) — La fille, de 20 ans, qui les a tous soignés, et longtemps, n'a rien contracté.

17e *Observation*

Madame Plewinski a son enfant, de six mois,

(1). Ces deux jeunes gens, six mois après, pris simultanément encore de fièvre typhoïde.

qu'elle nourrit, pris à un haut degré, et elle le soigne, le berce, le chante, respire son haleine pendant 12 jours, — au bout desquels il *succombe*. — Elle l'a inondé de ses larmes, elle en a dilué le virus et elle l'a bu, de ses lèvres, dans ses baisers! — J'ai vu, de mes yeux, sur ses seins, j'en ai eu pitié, de longs sillons, des fentes saignantes faites avec ses petits ongles irrités, ouvrant d'immenses entrées à l'inoculation? — Et l'ange de l'épidémie a protégé cette mère aussi imprudente que dévouée.

18e *Observation*

Ducout, 10 ans, variole confluente. — Un mois après énorme abcès de toute la calotte du crâne.

19e *Observation*

Les deux Thévenin, frère et sœur, de 18 et 20 ans, éruption moyenne et régulière.

20e *Observation*

Les trois Brunet. — La fille de 21 ans l'a eue moyenne; — le frère de 18 ans aussi. — Le père, de 50 ans, 2 mois après l'a très dangereuse; tempérée toutefois par des saignements de nez. — Puis longue convalescence de deux mois et série de furoncles interminables.

21e *Observation*

ELLE CONSENTAIT A ÊTRE LAIDE MAIS ELLE NE VOULAIT PAS MOURIR

Mademoiselle Mossant, 18 ans, 4 jours de fièvre indéterminée, cérébrale, délirante, agitante. — Peur folle de la fièvre typhoïde, dont elle a vu sa sœur mourir ? Enfin l'éruption se manifeste : ça lui est égal, et reposée elle l'accomplit heureusement.

22e *Observation*

Dousset, polisseur de glaces, rue des Dames, au Marais, a un joli petit ménage : une maison neuve et jardin, deux lits et une table ronde vernis, une armoire bien garnie, et un carrelage rouge parfaitement ciré. — Sa femme, de 24 ans, a la fièvre depuis 5 jours et une grandissime inquiétude, peur de la petite vérole, ou de la fièvre typhoïde, peur de mourir ou d'être défigurée. La peur n'y fait rien et l'éruption lui arrive, forte, confluente, menaçante. — Elle a, malgré le froid, des sueurs profuses, et ses règles hémorrhagiques. — Son mari me demande si on peut la changer de linges? je le lui permets, en les chauffant. Bientôt il a épuisé son trousseau de draps. — Alors, lui, couche dans les draps imprégnés des sueurs de sa femme, et pour donner son lit à sa mère, qui allait coucher chez les voisins, il se remet trop tôt avec sa femme, couverte de croûtes et de pustules humides. — Et il n'a rien attrapé.

Je ne cite pas ce fait comme exemple à suivre, mais bien pour témoigner du caprice, de l'aléa de la contagion.

23e *Observation*

LES DEUX DUCHIEZ

Même rue : le mari a sa variole moyenne; — la femme l'a forte, menaçante. — Ils sont soignés tous les deux par leur fille de 10 ans, délicate, mais qui ne contracte rien.

24e *Observation*

LES DEUX SUDREAU

Dans les même parages, à la grande rangée des maison Fould : Sudreau le mari a la variole volante ; — quelques jours après sa femme l'a beaucoup plus forte.

25e *Observation*

Plus loin, rue d'Ulm, les Bonnin : quatre cas, à peu près en même temps. Famille nombreuse, peu aisée, maison sale, couvertures et lits insuffisants. Tous se sauvent quand même.

26e *Observation*

Même rue, fin décembre. La femme Beaujon-Jamet, mère de quatre enfants, tête ronde, visage coloré, cou très court, constitution apoplectique. Variole confluente et congestive. — *Est morte de surprise*, au 5e jour de son éruption, sans dégagement, sans aucune soupape levée par la nature ou par l'art.

27e *Observation*

LES TROIS LAFAYE DE LA VERRERIE

Place des Marais de Blanzat.

La fille aînée, mariée à un verrier souffleur, a la variole à la fin de novembre. — Et sa mère, âgée de 46 ans, a la sienne à la fin de décembre; mais plus forte et extero-interne, c'est-à-dire avec beaucoup de boutons dans le nez, dans les oreilles, la bouche et le pharynx. — *Et elle meurt par la gorge*, la déglutition et la respiration gênées, par dessication et asphyxie progressives.

Le 25 décembre, le jour de Noël, par les neiges, en revenant de l'enterrement, son fils, de 19 ans, se met au lit avec le frisson, les vomissements, le mal de tête et de tout le corps, la courbature et la fièvre initiale. — Au 3e jour il est en pleine éruption; mais *le nez lui saigne*, et il se sauve.

28e *Observation*

LES TROIS MILLEREAU, RUE DE LA VERRERIE

Millereau est verrier et a six enfants. Deux des

plus jeunes ont traversé leur éruption. — Le plus grand, 17 ans 1/2, bon ouvrier, gagnant le plus de la maison, a la sienne, très forte, noire avec l'angine varioleuse, gluante, gommeuse, obstruante, entravant la déglution et la respiration. — Et il meurt aux regrets de ses voisins et du directeur qui en faisait beaucoup de cas.

29e *Observation*

LES TROIS PETITS OUILLIÉ — ET LEURS TROIS PETITS VOISINS, TOUS LES SIX NÉS DANS LA MISÈRE FÉCONDE

Ouillié est un Espagnol qui professe ouvertement le préjugé que la vaccine empêche la gourme et la dépuration des corps, et il n'a voulu faire vacciner aucun de ses enfants. Il habite, dans une arrière-cour de la rue de la Verrerie, une seule chambre au rez-de-chaussée, chauffée par un mauvais poêle, et ses trois petits ont la variole en même temps? — Celui de 9 mois, au berceau, *meurt*, et les 2 autres se sauvent.

Dans la chambre pareille et contiguë loge un ouvrier français, sans ouvrage, qui a aussi trois enfants, mais qu'il a fait vacciner, lui. Ces trois petits, d'un à six ans, grouillent dans le même lit, barbottent dans le même verre, dans la même écuelle, avec la même cuillère, se battent, s'embrassent, se touchent de toutes parts, et deux seulement sont pris de l'épidémie. Ils sont dans la saleté, le dénuement, les haillons de la misère, l'insuffisance du feu et du pain. — Malgré cela, le limon, le fretin humain, les origines primitives ont tant de vitalité que ces petits se sauvent. Ils se débarbouillent, ils reprennent leur essor; ils occuperont des places quelconques dans la foule et entretiendront l'espèce.

30e *Observation*

Rue de la République, 29 novembre. Pourcheaux, jeune verrier, nouvellement marié, a son éruption suraiguë, avec une fièvre cérébrale, délirante, agitante qui le tient en danger plusieurs jours. Cependant elle se calme, concurremment avec une potion antispasmodique et calmante au musc, à l'eau de laurier-cerise et à l'opium. Il boit bien, il en réchappe et reprend son travail au bout de deux mois.

31e *Observation*

Chelin, chef de famille, 53 ans, verrier, rue de Damiette, du 4 au 10 décembre, est très malade : variole forte, orageuse, inquiétante. Cependant sa femme le contient, le raisonne, le domine, le fait bien boire, chaud, prendre la potion diaphorétique et calmante, qui lui fait de l'effet, et il s'en tire.

32e *Observation*

MORT PAR RAFRAICHISSEMENT

A côté, un maître charretier, aisé, incrédule, qui se découvre, qui ne veut pas boire chaud, qui exige de la bière, de la limonade, qui refuse la potion sudorifique, — meurt au 7e jour, aux reproches de ses voisins.

33e *Observation*

A L'HOPITAL. — LE MONSTRE

Une voyageuse, espèce de bohémienne, 48 ans, grosse, ronde comme un tonneau, le teint bistré, sans bonnet, les cheveux en tête d'araignoire, vient nous demander l'hospitalité pour des malaises, de la fièvre vague, de la courbature? Nous la recevons pendant 8 jours, du 16 au 24 septembre.

12 jours après, elle nous revient avec la variole commençante. Elle a une grosse fièvre comme son tempérament le comporte et une éruption si compacte qu'elle lui constitue une carapace de croûte et de boutons, rouges d'abord, bientôt noirs. Son corps soulève ses couvertures comme une tour renversée, ses mains boursoufllées sont horribles, ses yeux fermés, globuleux, son nez phénoménal, ses lèvres telles que des boudins; toute sa tête est monstrueuse, ce qui, dans la salle, l'a fait surnommer le *monstre*. — Nous n'en espérons rien, cependant c'est notre devoir de la soigner et ma sœur Antoinette la comble de ses attentions. Elle parfume ses mains, son corps avec des fumigations balsamiques de genièvre, de sucre, d'encens, avec de la poudre de camphre semée sur elle, avec des liqueurs aromatiques élémentaires répandues autour. Elle l'entretient de boissons simples, vineuses, de bouillons coupés aussi d'un peu de vin; de potions diaphorétiques, détersives, chloratées, calmantes; et longtemps elle la maintient chaude et propre.

Cette épave de l'humanité reste échouée sur notre rivage, des semaines, entre la vie et la mort. Toutefois douée de forces radicales vivaces, et secourue, assistée sous l'œil de Dieu, aussi bien que possible dans un pareil naufrage, notre *monstre* se sauve admirablement, et nous quitte contente le 20 décembre.

34e *Observation*

SIX ORPHELINES

En comparaison du monstre et de notre fille-mère, avortée à huit mois, et ayant à la fois la variole et la fièvre puerpérale, nos autres cas dans cette salle ne sont qu'ordinaires.

Mais dans une chambre bien à part, loin de la contagion variolique et morale, soigneusement séparées des profanes et des rouleuses, nous avons eu dans le mois de décembre six de nos précieuses, de nos pures orphelines, de quinze à vingt-deux ans, atteintes. — Quatre l'ont eue moyenne, deux, forte. La plus jolie, de dix-huit ans, à sa période de desquamation, est tourmentée d'abcès furonculeux des reins, du siège, des cuisses qui l'obligent à rester couchée sur le ventre. — Mais toutes les six, parfaitement soignées, se sauvent.

SALLE DES HOMMES

A la salle des hommes on nous en a envoyé trois pour mourir dans les vingt-quatre ou quarante-huit heures, afin de rassurer leurs voisins et de ne pas exposer davantage leurs quartiers à la propagation de l'épidémie.

35e *Observation*

Nous en avons eu d'excessivement malades dans la salle réservée, des fièvres éruptives, mais là, classiquement soignées, nous n'en avons pas perdu d'autres.

Le 21 décembre, un batelier de vingt ans s'est présenté avec un exanthème tellement flétri, refoulé, rentré par le froid et si méconnaissable, que ma sœur Vincent, croyant plutôt à une dartre, à un prurigo, hésitait à l'exposer dans la salle des éruptions : « Mettez-le, tout de même, lui dis-je, donnez-lui à boire chaud et la potion diaphorétique. » En effet, le lendemain, sous l'influence du lit, de la chaleur *intus et extra*, l'éruption se décide, et l'hospitalité sauve ce jeune homme.

CINQ MORTS DANS LA MÊME MAISON

En face de l'hôpital, sur la place de la Paille, la pauvre famille Faureau est la plus éprouvée : un enfant d'un an meurt ; — la mère de vingt-deux ans ; — une fille de dix-sept ; — la grand'mère de soixante-douze ans ; — et un petit-fils de huit ans.

37e *Observation*

COUCHE ANTICIPÉE, GUÉRISON DE LA MÈRE ET DE L'ENFANT

Sur la même place, deux maisons plus loin, dans le même temps rigoureux, en décembre, la jeune femme Chabot, plus particulièrement des nôtres, en ce sens que son mari travaille à la Glacerie, est prise de l'éruption, et elle est enceinte de huit mois. Dans le trouble de la fièvre et de l'ébullition de la variole, elle accouche un mois avant terme ! Elle se sauve, elle nourrit son enfant malgré une éruption forte moyenne ; et son enfant non vacciné, impossible de l'être dans cette saison froide faute de vaccin, se sauve aussi, quoique avorton, et ne contracte pas la contagion.

38e *Observation*

AUTRE FEMME ENCEINTE DE CINQ MOIS

Au Daru, même période, même temps de neiges, la femme André, primipare, enceinte de cinq mois, contracte l'épidémie, est très malade, très inquiète et n'avorte pas.

Plusieurs femmes enceintes, nouvelles accouchées ou nourrices, et plusieurs nourrissons sont dans le même cas et se sauvent.

TÉMOIGNAGES DE L'AUTHENTICITÉ ET DE L'INTENSITÉ DE L'ÉPIDÉMIE

Le 31 décembre 1886, les trois supérieures de nos principaux établissements hospitaliers viennent me rendre leur visite habituelle, pendant que je suis encore en courses, et elles disent chez moi : qu'il n'est pas étonnant que je sois fatigué : que je suis celui qui ai vu le plus de cas dans cette épidémie, et qui ai eu le plus de guérisons.

Le 1er janvier 1887, M. le directeur de la Glacerie

m'apporte au nom de l'administration des glaces de Saint-Gobain et Montluçon, siégeant à Paris, une lettre gracieuse de félicitations et de remerciements, avec une gratification de 500 francs!

Autre gratification de trois cents francs de M. le maire de la ville sur les dépenses du budget imprévues, à nous partager entre les trois médecins de l'hôpital et de l'assistance médicale!!

Et délibération du conseil municipal en novembre, demandant au gouvernement la décoration pour notre corps médical et le plus ancien médecin de l'hôpital.

Décoration ?.... qui m'est arrivée en effet, huit mois après, le 14 juillet 1887 : distinction peut-être un peu tardive, mais d'autant plus méritée et incontestée; donnée de bonne grâce par le gouvernement et sur le concours simultané et des plus flatteurs de toutes les autorités de Montluçon, de MM. les députés et les sénateurs du département, et aussi de mon jeune beau-frère, lui-même commandeur de la Légion d'honneur.

FATIGUES DES MÉDECINS

Au milieu de tant d'émotions, de tant de visites, de courses dans toutes les rues, dans les cours, les impasses, aux mansardes, aux greniers, dans la banlieue et les campagnes, nous avons été tous plus ou moins fatigués. Pourtant nous avions pris la précaution de nous revacciner et nous avons eu la chance d'échapper à l'éruption.

Notre confrère, M. Dufour, en décembre, a dû garder la chambre douze jours, recevant seulement chez lui pour ses consultations.

M. Mercier, le plus jeune de nous, est resté dix jours alité, on le faisait passer pour pris de la variole noire, pour mort : il n'était que prostré, anéanti. Il a été remplacé par M. Duché, du 25 janvier au 4 février.

De mon côté, j'ai remplacé dans le même temps M. Coulhon, tombé aussi d'une fatigue excessive.

Et moi, le plus vieux, je ne me suis arrêté qu'un jour plein, le 11 décembre; mais j'ai dû recourir à mon grand remède, à la *saignée*.

A LA SAIGNÉE

C'était ma vingt-deuxième de ma main. Je luttais depuis plusieurs semaines, j'aurais voulu gagner le printemps ; mais je n'y serais pas parvenu. J'avais de mon cœur plein la poitrine, des étouffements et des palpitations. Je ne prenais plus assez de sommeil ; la goutte me taquinait dans les petites articulations, et des douleurs de sciatique dans la cuisse droite me réveillaient dès une heure du matin. Cependant c'était au fort de l'hiver, me dégarnir et me refroidir ne semblait pas prudent, et ma famille me faisait de justes objections : mais ma résolution l'emporta.

Le 11 décembre, à huit heures du matin, aussitôt le jour levé, je fis recouvrir mon lit d'un drap en quatre. Mon fils m'appliqua la ligature et son doigt sur la veine. De ma main gauche sur mon bras droit, je plongeai ma lancette d'un coup rapide. Le sang sortit noir et se coagula couenneux. J'en tirai deux assiettées, 900 grammes. Cette couenne me confirma que j'en avais besoin et me rappela un aphorisme de Stoll qui dit que l'exercice (*exercitatio*), échauffe le sang, et les expériences récentes du professeur de physiologie de la faculté, Béclard, qui a prouvé que les contractions musculaires dégagent du calorique.

J'ai été assez docile le premier jour, je suis resté au lit tout le samedi. Le dimanche je me suis levé pour déjeuner, modérément, j'ai fait deux visites urgentes le soir, et le lundi j'ai recommencé, comme si de rien n'était, de sept heures et demie à onze heures et demie du matin.

Toutefois, j'ai agi de mon bras trop tôt et ma piqûre s'est enflammée, j'ai eu une menace de phlébite. J'y étais allé généreusement et je crois que je m'étais percé la veine de part en part. Pendant trois jours j'ai porté des cataplasmes jour et nuit..... Eh! le dirai-je, le vendredi j'ai fait un accouchement très laborieux au forceps. Je n'ai pas mauvaise chair, et Dieu m'a encore préservé.

Je suis sorti pendant quelques jours pâle, défait, parfois effrayant, m'a-t-on dit, mais j'ai senti ma fatigue, j'ai dormi une et deux heures de plus et je me suis refait graduellement.

Du 15 février au 10 mars, j'ai été empoigné par la grippe, comme à peu près tout le monde ici par ces froids secs. Je sentais au milieu de la poitrine, derrière le sternum et entre les deux omoplates une chaleur brûlante, j'ai dû avoir un dépouillement de la muqueuse bronchique et trachéale, sans plus m'arrêter, et j'en ai considérablement plus souffert que de ma soustraction de sang.

Postcriptum. — AI-JE BIEN FAIT DE ME SAIGNER?

LE MAIGRE

Trois mois après, le 28 mars, un médecin distingué succombait subitement, debout, dans son fauteuil, ayant fait ses visites la veille. — C'était un charmant confrère de mes amis dans un beau poste des environs, ancien interne des hôpitaux de Paris. Nous nous appelions réciproquement en consultation, nous nous rencontrions avec plaisir dans le monde, de tous côtés, et nous échangions nos souvenirs, nos nouvelles de nos maîtres, de nos camarades. Il était tombé, lui, dans le camp de l'anémie, des idées à la mode, du système de Brownn, c'est-à-dire des toniques à outrance, et nous plaisantions. Je le prenais par ses épaules surchargées, et du travers de ma main je lui rasais sa protubérance abdominale, en lui disant : Mon cher, il faut supprimer ça, toute cette rotondité est de trop. Il me répliquait qu'en effet chez lui la nutrition se faisait bien et que la nutrition était l'entretien et l'avenir de la vie ; — qu'il voyageait souvent la nuit et qu'il se couvrait en conséquence, (il était encombré de gilets, d'habits, de pardessus;) qu'il travaillait beaucoup et qu'il se nourrissait assez bien (il se nourrissait trop).

Les contrastes s'attirent, et bien entendu j'étais du système opposé. Je me couvre dans ma voiture et au lit, mais dans le jour, en action, je ne suis nullement empêché par mes vêtements; je vais *expeditur et non impeditur*. A table je suis épicurien, j'accepte et je donne de bons dîners, où je mange et bois de tout, à la condition de reprendre le plus tôt possible le repos alternatif de l'hygiène. J'observe le maigre, les vigiles, le carême de l'Eglise, et je tâche de faire la Pâque et les fêtes consacrées, car c'est un Dieu, ô mes amis, un Dieu fait homme qui nous a légué ces commandements

O Melibœe, Deus nobis hœc jussa sacravit,
Namque erit ille mihi semper Deus!.....

Je ne discute pas la Religion, je crois et je me soumets à ce qui est établi comme la Règle la plus générale. S'il me fallait expliquer l'institution du Maigre, je risquerais de répondre que la Religion a tenu dans sa main toutes les sciences, y compris l'hygiène ; qu'elle permet avec raison aux nécessiteux, aux soldats et à d'autres de prendre la nourriture qu'ils trouveront, mais qu'à ceux qui sont aisés, tranquilles, qui le peuvent elle conseille, elle commande avec non moins de prudence le Maigre, la sobriété, la frugalité deux fois la semaine, et avec un redoublement de sévérité vers le printemps, et de quatre en quatre temps. L'homme qui travaille a besoin sans doute d'être entretenu, mais non saturé. Par la diète de chaque semaine on diminue l'abondance, la richesse, l'épaississement du sang, et les corps légers, non surchargés, ayant encore des vides sont dans le cas de faire face aux occasions, les occasions des amis, des parents, des joies générales, aux excès hebdomadaires ou mensuels prévus et acceptés par notre Hypocrate lui-même. La nutrition animale, pas plus que végétale n'est pas mathématique et exacte de chaque jour. Ce n'est pas, lorsque par une alimentation forte et uniforme, on est tombé dans le vice de l'obésité, de la pléthore, du feutrage, de la densité des chairs, de la saturation des sels qu'on peut se réformer. Ce sont les organes *grossissants* qu'il importe d'enrayer, de réduire, d'arrêter son foie, ses intestins, son cœur, ses membres, son tissu adipeux dépasant les justes proportions de la belle nature et de l'art.

Quand le régime n'a pas suffi, que l'entraînement, les circonstances nous ont fait un sang trop abondant, trop sédimenteux, développé nos viscères, encombré les dépôts de notre tissu cellulaire, de loin en loin, tous les deux ou trois ans, on peut reprendre son niveau, ressaisir son équilibre, se rééditer dans un format plus petit par une saignée, en même temps qu'on redoublera de sobriété.

39e Observation

JUPITER ET SES QUATRE ENFANTS.

Rues de Villars et de la République, fin décembre et janvier, — Jupiter, le père, ouvrier de nos produits chimiques à la Glacerie, 55 ans, grand, mince, mal nourri, mal fondé, ancien enfant naturel, ayant souffert en bas âge, a une fluxion de poitrine dans le mois de novembre. — A peine rentré à l'atelier, il est pris en décembre de la variole volante.

2° Son fils le plus jeune, de 16 ans, l'a aussi, atténuée.

3° Son fils cadet, de 19 ans, l'a forte; mais tempérée par des saignements de nez.

4° Son fils aîné, de 28 ans, l'a moyenne et l'accomplit à peu près debout:

5° Obligé qu'il est de se lever à chaque instant pour assister et contenir sa femme, fille robuste de vigneron, nourrie au vin, âgée de 26 ans et d'un beau tempérament sanguin. Elle, elle l'a orageuse, confluente, délirante, agitante, modérée toutefois par des saignements de règles, des épistaxis utérines aux redoublements de sa fièvre ardente et de ses poussées éruptives. Elle se sauve enfin, mais elle se cache longtemps, tachée, variée, variolée, et grêlée qu'elle restera.

40e *Observation*

LES QUATRE LEBRUN. — 25 janvier — 26 février.

> Hercule! cette fois, c'est Apollon qui de ses mains délicates va te tirer du gouffre.

Marien Lebrun, 47 ans, le fort camionneur qui charge et conduit les plus lourds fardeaux dans toute la ville, va payer son tribut au fléau. — Il a d'abord beaucoup d'oppression et une bronchite râleuse, encombrante. Je lui ordonne un éméto-cathartique qui le fait vomir et aller abondamment, le déblaye et lui rend un peu de respiration.

Mais le mal de tête continue, violent, insupportable. Je lui conseille dix sangsues aux chevilles des pieds. Il n'y en a que six qui prennent. Toutefois elles saignent très bien les premières heures, et *elles fluent à redoublements une nuit et deux jours.*

Dès cette évacuation et cette dérivation du sang, il éprouve un certain soulagement et son éruption se déclare franchement, à la face et au tronc. Elle est confluente, vive, colorée. Il a une fièvre ardente, comme s'il était dans la chemise de Nessus. Il brûle, il est piqué de toutes parts, il est irritable, il se lève, il s'habille, il se recouche, il se plaint de la chaleur et du froid; il fait éteindre et rallumer le poèle, ouvrir et fermer la fenêtre. Il délire, il s'agite, il est en proie à une tension extrême, à une soif desséchante; il boit dix et huit litres par vingt-quatre heures, les premiers jours, pour suffire à l'évaporation, à l'ébullition galopante de son éruption.

Aux régions bien vascularisées et chaudes, au visage, au ventre, aux reins, les pustules sont groseilles, vermeilles et saillantes. — Aux pieds et aux mains, à chaque instant refroidis, elles sont plates et pâles, avortées.

Il prend des fumigations d'eau de fleur de sureau au visage, pour l'assouplir et entr'ouvrir les narines, les lèvres, les paupières gonflées, couvertes de croûtes. — Pour le reste du corps et les extrémités il en prend de sèches, de sucre et de genièvre concassés, qui le parfument et attirent à la peau. — Il comprend que ses pieds et ses mains décolorés ont besoin d'être réchauffés et excités. Il se les fourre dans des bas de laine, dans des couvertures roulées en manchon, imprégnées de ces vapeurs balsamiques chaudes, et ces régions parviennent à se gonfler, et les exanthèmes à s'y épanouir. — La gorge est tapissée de boutons et obstruée de mucosités épaisses, je l'apprends à s'écouvillonner avec un gros pinceau chargé de miel rosat. — En même temps il est entretenu de potions détersives, diaphorétiques et calmantes.

Marien reste huit jours dans un état incertain, entre la vie et la mort, mais toutes ces soupapes levées, ces orifices, ces conduits désobstrués, cette puissante machine humaine n'éclate pas, et, la période des dangers passée, il n'y a plus qu'à attendre l'accomplissement final de l'éruption et la desquamation.

2° Pendant toute cette épreuve Marien a été admirablement soigné, nuit et jour, par son frère Alexandre et par sa belle-sœur. Mais, le 9 février, Alexandre ne vient plus, ni le lendemain, ni les autres jours ? Il est pris lui-même.

On ne voulait pas l'avouer à Marien pour ne pas l'inquiéter et le mettre dans le cas de sortir. Il l'apprend le 15 février et tout couvert de croûtes, il court chez son bon frère, 171, rue de la République. Puis il revient supplier le docteur qui l'a sauvé de se rendre auprès de lui : il est attaché à une usine où il a le médecin et les remèdes pour rien, et voilà pourquoi je n'ai pas été appelé au début. Devant ces instances gracieuses et le péril imminent, je ne puis refuser mon concours. — Je retrouve ce frère, bâti aussi en Hercule, barbe de sapeur, la figure énorme, toute couverte de grosses pustules noirâtres ; les mains et les pieds non encore gonflés. Le nez a essayé de lui saigner quelques gouttes.

Il y a du délire, de l'insomnie, du coma, de l'accablement. Ce malade tombé (comme un chêne abattu), est couché sur le dos, le faciès altéré, la langue sèche, buvant à peine, la gorge obstruée par des boutons et des glaires filantes. Les calmants, les antispasmodiques, les antiseptiques sont restés sans effet. — La congestion s'est déposée et *coagulée* dans le cerveau et le poumon, l'irritation et l'oppression nerveuses sont à leur comble?... Le septième jour, c'est tard pour intervenir activement. Essayez, si vous voulez, une application de sangsues? on en met six; il n'y en a que deux qui prennent et les draps sont à peine tachés. Tout ce que mon honorable confrère fait de son côté, tout ce que je tente du mien reste sans effet et ce vaillant, ce brave homme succombe, à cinquante et un ans, dans la plénitude de sa force!!!

3° Simultanément son fils, de dix-huit ans, est dans la chambre en haut, avec la variole aussi. — Mais son nez lui a saigné, a pissé tout d'un coup, comme une soupape qui se lève, et son éruption est modérée.

4° Du 22 au 26 février, sa sœur de vingt et un ans, après l'enterrement de son père, s'alite avec la fièvre, le mal de tête, le mal de reins, les frissons, les vomissements, les prodromes de la variole également? Mais le nez lui saigne, comme à son frère, et chez elle l'éruption ne se réalise pas!

Devant cette mort d'Alexandre, par éruption confluente et par congestion cérébrale et pulmonaire, entre son frère Marien, son propre fils et sa propre fille qui se sauvent avec des évacuations sanguines, la différence est flagrante. Je voudrais être modeste et courtois jusqu'à l'exagération et dire que fatalement le jour d'Alexandre était venu ainsi. Mais, dans mon for intérieur, je ne puis pas ne pas penser que s'il avait été traité comme son frère et ses enfants, par l'art ou la nature, il aurait eu plus de chances de se sauver. En vain, mon honorable confrère objecte avec infiniment d'esprit qu'il traite à la mode d'à présent, selon l'école actuelle, et que M. Dechaux n'est pas une autorité dans la science. — Voilà ce qui me fait désirer d'être rehaussé, moi ou ma thèse, par les Académies, en face tant de malheurs d'un côté et de tant de guérisons de l'autre : afin que les professeurs autorisés puissent rendre à l'enseignement la liberté, le devoir des évacuations sanguines dans les cas accentués.

41e Observation

LES TROIS MARCHÉ, 27, 29 JANVIER ET 14 FÉVRIER

Le 27 février, le père Marché, qui tient avec son son fils le grand domaine de Lamazerolle, vient me chercher pour son aîné qui l'inquiète. Deux voisins, dans la force de l'âge, son morts de la petite vérole et son fils de trente-trois ans, père de trois enfants, fort agriculteur, ancien dragon du 4e régiment, a un grand mal de tête, de l'insomnie, de l'agitation la nuit et beaucoup d'oppression. Je ne lui découvre pas de pneumonie, mais je crois à la variole. Je dis à ces gens intelligents, les hommes qui ont des saignements de nez, les femmes dont les règles se rouvrent, ceux qui sont forts, très malades et auxquels je fais mettre des sangsues au début se sauvent en général. Je vous conseille donc huit sangsues aux chevilles des pieds, une potion diaphorétique et calmante, des sinapismes et des boissons chaudes.

2° Séance tenante, au troisième lit de la rangée, cachée dans ses rideaux, j'examine sa belle-sœur, vingt-neuf ans, trois enfants aussi, et allaitant son dernier de sept mois. Elle éprouve les mêmes symptômes, les prodromes de la variole, et elle a déjà la peau rouge brun.

Le 29, le père Marché revient me chercher. L'éruption va bien chez son fils, qui se loue beaucoup de ses sangsues. Quant à sa jeune bru, elle est plus malade, j'y retourne et je leur dis : elle a eu trois enfants coup sur coup, et elle nourrit, elle a la peau plus lâche, plus perméable, son éruption est confluente il est vrai ; elle l'agite, la tourmente, mais elle sort bien, et de bonne couleur, attendez tant que vous pourrez, tant qu'elle n'aura pas trop de fièvre cérébrale et tâchez de vous dispenser des sangsues !

Je ne suis donc pas systématique. Comme Hippocrate, je n'en viens à la saignée que dans les occasions tranchées et périlleuses. Je ne saigne pas souvent, mais je n'en prive pas mes malades dans les grandes occasions. Eh! les grandes occasions, les grands malheurs, les grands succès ne sont pas de tous les jours.

P. S. — Cette observation est encore remarquable en ceci que l'enfant de sept mois, touchant, tétant sa mère en variole confluente, et *non vacciné*, n'a pas été contagionné.

3° Quinze jours après, le père Marché lui-même, soixante et un ans, est pris à son tour; mais il ne l'a pas forte et il ne se soigne guère. — Aussi son éruption s'accomplit mal, ne s'achève pas, et trois semaines après il est atteint d'un catarrhe pulmonaire aigu, pour lequel je dois le faire suer, le purger et lui mettre un vésicatoire.

42e *Observation*

LES CINQ CHESEAUX, A COURSIER

Là j'apprends que ses beaux-frères, les Cheseaux, du domaine de Coursier, sont venus les voir et qu'ils ont été pris de l'épidémie, cinq à la fois; le père de cinquante-six ans, la femme de cinquante-et-un, et leurs trois domestiques. Ils n'ont pas fait appeler de médecin; ils ont été traités par la nature médicatrice et suivant la coutume des campagnes, des tisanes de fleurs de sureau, de tilleul, des boissons chaudes et des lits bien couverts. Et tous les cinq ils ont été guéris par ces soins élémentaires, et les grâces du fléau qui ne sévit pas toujours avec la même cruauté.

43e *Observation.*

VARIOLE ET VÉROLE A LA FOIS, ET LÉONTIASIS

Au mois de septembre 1886, dans une arrière-cour de la rue de la République, un verrier, veuf, et son fils âgé de dix-huit ans ont leur variole simultanément, et durant toute cette épreuve pénible pour deux hommes seuls, ils sont heureusement secourus par leurs braves et honnêtes voisines. — Au bout de son mois, le fils reprend son travail. — Tandis que le père, de quarante-cinq ans, d'une constitution robuste ne se remet pas et reste dans un état erythémateux, dartreux, désagréable à voir et extraordinaire. Honteux de paraître à la consultation générale, il vient chez moi et je constate un Léontiasis magnifique; les traits grossis, la figure enluminée, bourgeonnée et le regard flamboyant, le faciès de lion! Je l'examine à fond et je lui découvre des plaques muqueuses dans la bouche, des ulcérations sur les amygdales et des pustules plates aux cuisses..... « Vous avez dû vous exposer il y a environ trois mois, vous avez la syphilis et vous l'aviez avant votre variole, qui n'a fait que l'attirer à la peau et vous mettre dans cette dartre générale ? — C'est possible, monsieur, mais, je vous en supplie, ne me dévoilez pas, ne m'affichez pas, je vous jure que je n'irai plus au travail en commun (par la bouche et la canne) jusqu'à ce que vous m'y ayiez autorisé.

Mais les grandes affaires, les grandes mesures ne se traitent pas sur parole. Le médecin d'un pareil établissement ne va pas crédulement exposer deux cents verriers et leurs familles multipliées par 4 et 6, à une affreuse maladie, à un fléau qui s'étend pendant des années, qui fait des victimes cruelles et qui pour le maître de verrerie est un comble d'ennuis et de pertes.

Alors résolument je viens prévenir le sous-directeur que j'ai suspendu X... qui m'a promis de ne pas revenir au travail que je ne le lui eusse permis. — Le directeur exige son nom et je dois le lui avouer, en réclamant son secret et sa promesse de ne pas inquiéter ce brave homme, du reste.

Je le soumets au traitement spécifique, et chose remarquable, cette syphilis aiguë, générale, constitutionnelle, mûrie par la variole, tombe en quarante jours! si bien qu'à notre visite de surveillance mensuelle, mon collègue, M. Mercier et moi nous constatons, en présence du sous-directeur, qu'il n'y a plus de lésion apparente; et nous délivrons un bulletin écrit de rentrée au travail à cet ouvrier, qui, après quatre mois d'observation, n'a rien communiqué à ses partenaires souffleurs.

44e *Observation*

MADAME GRÉLIER, DE LA VERRERIE

— Eh bien ! madame Grélier, vous vous êtes tirée tout de même de votre éruption et décidément vous ne restez pas trop grêlée, aprés ce long hiver qui vous a glacé et lissé le visage. Mais vous m'avez donné terriblement de peine, et je vous ai fait des visites de luxe. — C'est vrai, monsieur, mais on m'avait dit que lorsqu'il survenait des hémorrhagies, des pertes, des saignements de nez, c'était plus mauvais; que le sang affaibli se décomposait davantage, qu'on était plus exposé à la variole noire : Eh! dame, malgré toutes vos assurances, j'avais peur ! Il n'y a que lorsque j'ai été tout à fait guérie, que je suis revenue ici à la consultation de la verrerie et que j'ai causé avec ces dames, qui ont été comme moi, que j'ai cru à ce que vous me disiez et que je vous ai rendu ma reconnaissance. »

45e *Observation*

SAIGNÉE — 18 MARS 1887

Paré, propriétaire à Saint-Genest, est allé à la foire le 15; il a eu chaud et froid, il a de la fièvre, un grand mal de tête, de l'oppression, il tousse, et il m'envoie chercher le 18 mars. Je ne lui découvre pas de pneumonie et je me contentais de lui conseiller une potion sudorifique, des sinapismes, des tisanes et du repos : — « Rien que cela, vous avez donc vieilli aussi, vous n'êtes donc plus le grand saigneur du canton, j'ai pourtant un furieux mal de tête. »... Et, incontinent, je mettais la main à l'épée, c'est-à-dire à ma lancette, et je lui tirais deux assiettées d'un sang vermeil (d'oiseau), qui le soulageait de suite. — Cependant le mal de tête lui revient et le dimanche 20, *la variole lui sortait.*

Je retourne le voir le 23 et son corps était universellement criblé de boutons animés, groseilles, se touchant tous ; à la face et aux mains ils sont pâles et blanchissants parce qu'il se lève, se découvre et se refroidit, malgré les exhortations et les efforts de ses braves enfants qui le soignent admirablement. — Il a vomi sa potion calmante, le miel rosat et une partie de ses boissons; je lui laisse alors un flacon de sirop de morphine pour l'apaiser un peu les nuits. Je l'engage vivement à boire abondamment des tisanes chaudes, des bouillons, et des soupes dès qu'il le pourra. Je lui ouvre les paupières, je fais entrevoir ses yeux à ses enfants. Je les prends à témoins qu'ils sont clairs et bleus; je trouve sa langue humide, et je m'empare de ces caractères pour bien le rassurer scientifiquement et amicalememont, pour lui affirmer que, malgré sa confluence, sa grosse variole est de bonne couleur et de bonne nature.

Puis, malgré, ou plutôt à cause de *sa saignée*, mon Paré se sauve encore, — et, de nouveau me proclame son seigneur et son sauveur.

46e *Observation*

PNEUMONIE

En revenant, au village de Lagoutelle, situé sur le bord du précipice du château extraordinaire de

Gouttière, de mes amis, les Bizet, qui ont tant remarqué et suivi depuis longues années les bons effets de mes saignées, je suis arrêté pour une pneumonie vraie *(pneumonia vera)*. Il s'agit d'un vigneron de trente-trois ans, bien constitué, en inflammation aiguë des poumons. Je lui propose ma saignée? Il hésite; je lui cite son voisin d'une lieue plus haut qui n'a pas été si peureux, qui me l'a demandée, lui. — « Oh! ça m'affaiblirait, et on ne saigne plus à présent. — Prenez au moins huit sangsues sur le côté? » — Il se fait poser un vésicatoire. Les vésicatoires sont en vogue; on en met d'innombrables et de si immenses que c'en est pitié. — Cinq jours après je retournais donc au-delà, revoir mon Paré; et là j'apprenais que cet homme jeune, vigoureux, bon ouvrier, père de quatre petits enfants venait de succomber. — Je fais cette digression pour montrer le préjudice causé à l'humanité par la *proscription de la saignée.*

47e *Observation.*

TERREUR DE LA CONTAGION.

Deux lieues plus loin, dans le fond de la campagne, à Ipsé, commune de Mazirat, une brave femme, très saine, bien constituée, de 53 ans, qui depuis 32 ans avait ses entrées libres chez moi, en un mot la nourrice de ma fille, est prise de la variole et succombe au 7e jour. Elle l'avait confluente et, comme tous les variolés à ce degré, elle n'était pas belle à voir, ni bonne à sentir, elle exhalait une certaine odeur, malgré le froid, comme il arrive souvent dans cette pustulation. Sous l'impression de cet aspect repoussant et de cet air nauséabond, et surtout des idées terrifiantes répandues sur la contagion, M. le curé dissuade ses paroissiens d'aller voir cette grande, cette intéressante malade, et, morte, il leur défend absolument d'aller prier sur elle et lui jeter de l'eau bénite. Il empêche même ses voisins, ses parents de porter son corps, ce qui est un honneur, un dernier respect dans les campagnes. On la met sur un tombereau ; son mari, ses filles et son gendre l'accompagnent *seuls* à l'Église, où on lui fait un service très sommaire, et on l'enfouit bien vite, le dimanche des Rameaux.

48e *Observation*

TOLÉRANCE DE LA CONTAGION. — 5 ET 20 AVRIL, LES 3 DURIN, A DESERTINES. — DE LA GLACERIE.

La femme Durin est une mère excellente et dévouée, elle a perdu, de la poitrine, son aîné, de 19 ans, et sa sensibilité a été excitée. — Le 6 avril sa plus jeune fille de 5 ans, bien vaccinée aussi, a la variole forte. — 8 jours après son garçon, de 9 ans, l'a encore plus forte. — Elle le met dans son lit et à chaque instant elle a, sur son bras, sa fille de 5 ans affaiblie, courbée, fondue comme un bébé et se laissant aller de tout son poids sur son cou, sur son visage qu'elle embrasse, tellement que la pauvre mère *sent ses croûtes sur ses lèvres, qu'elle en mange, qu'elle en a avalé.* — Malgré cela elle ne contracte rien.

Pendant ce temps cruel, l'éruption effrayante de son garçon de 9 ans, blanchit, s'affaiblit, se décolore, sa peau se cadavérise et il meurt le 14 avril.

Le 17 avril, son fils, de 15 ans, s'alite et sa

variole commence à poindre. Je vais le voir et voir sa pauvre mère, lui porter quelques consolation, quelques espérances. Je lui conseille des boissons légèrement vineuses, la potion sudorifique et calmante, les papiers sinapisés et les fumigations balsamiques d'encens et de genièvre. — Mais le 19 elle me fait dire par sa sœur que son fils a eu un saignement de nez d'un bol? Tant mieux, dis-je, cet échappement modérera et la fièvre et l'éruption, l'effervescence du sang et du pus. — Et en effet celui-là se sauve et lui reste.

Je raconte à la brave femme Durin la mort si cruelle de la nourrice de ma fille et son enterrement si pitoyable, si délaissé, et elle me répond : « Oh ! monsieur, nous avons mon mari et moi enseveli notre enfant et nous l'avons embrassé dans son cercueil. — Nos voisins l'ont porté sur leurs épaules, l'église était pleine, nous avons eu un bel enterrement. — Cependant les gens de la commune de Desertines, dont la plus grande partie travaille dans les usines, à la porte de la ville, sont bien éclairés sur l'épidémie, sur les dangers de la contagion et ils n'ont pas fait défaut à notre malheur ! !

49e *Observation*

ALÉA DE LA CONTAGION.

Un notaire de nos environs, bien connu, va passer le testament d'un varioleux, et cinq jours après, le 16 avril, il est pris de l'épidémie...

J'avais été consulté par plusieurs notaires sur les précautions, les préservatifs à employer en cas de testaments à aller passer auprès des varioleux? Je leur avais recommandé la revaccination, l'acide phénique, les chlorures et le camphre répandus autour d'eux... « Et vous, que faites-vous? — Rien, je marche avec la résignation et le devoir. »

Devant ce fait et bien d'autres de ce genre, je ne nie pas la contagion. Dans le monde, dans le peuple, je dis elle est possible, mais elle est aléatoire. Vous pouvez la contracter, vous pouvez y échapper. Vous, qui le pouvez, tâchez de vous y soustraire, ne faites pas de zèle; mais, vous, qui le devez, faites votre devoir. Riches et indifférents, partez, fuyez, ne venez pas faire de visites de convenances, de politesse. Mais, vous, dont c'est la femme ou le mari qui est pris, ne vous refusez pas l'assistance réciproque que vous vous êtes jurée à la mairie, à l'autel. Et nous, médecins, qui sommes juges et partie et autorités dans ces occasions, ne décourageons pas, n'effarouchons pas les gens. Payons d'exemple, en action et en paroles ; laissons la mère soigner l'enfant, et les enfants soigner les parents : l'amour, l'instinct l'emportent alors sur les raisonnements. Lorsque le malheur tombe sur un membre rapproché, essentiel, il tombe sur la famille et le faisceau doit se resserrer pour y faire face. Je redoute sans doute ces soins périlleux des parents intimes entre eux ; mais je déplore davantage l'abandon, la fuite conseillée par les médecins. Ce sont des savants de cabinet, d'un monde exceptionnel qui ont pu parler ainsi, ce ne sont pas les médecins de la Bible, de l'humanité, que le Très-haut a créés, *quos creavit Altissimus.*

49e *Observation, bis*

CONSULTATION, 29 AVRIL 1887

Quelqu'un de Paris, bien placé dans la science, du monde éclairé, en affaires dans notre pays, vient me consulter avec une longue dépêche ? Sa sœur, de 50 ans, présentement chez lui, dans une villa près Paris, au milieu de sa femme et de ses deux filles de 18 et 20 ans, est prise de la variole???

— N'est-il pas dangereux de vacciner à présent dans ce milieu, cette maison, cet air remplis de ferments, de microbes? — Certainement non; il faut faire revacciner votre femme, vos filles, vous-même et tout votre personnel. C'est la préservation virtuelle et morale. — Et à supposer que la vaccine et la variole éclatent en même temps, cette simultanéité n'est pas dangereuse : *Vidi*.

2° Ma sœur est chez moi, mais son habitation, à elle, n'est qu'à un quart d'heure de voiture, peut-on la transporter? Il fait tiède, 30 avril, dans une calèche fermée, bien enveloppée, sa chambre préalablement chauffée, vous pouvez la transporter, bien que l'hospitalité à une sœur tombée sous votre toit s'impose.

3°. Faut-il éloigner ma femme et mes filles? Ce n'est pas forcé. — Mais j'ai un fils établi dans vos environs? alors la mère et les jeunes sœurs peuvent venir, et se réfugier chez le fils ou le frère aîné.

4°. Eh! que faire de ma maison, de mes tentures, de mes tapisseries, de mon mobilier; comment assainir tout cela et nous préserver de germes, de miasmes, de sporules, de microbes si difficiles à déloger, à extirper, à neutralise, à tuer? Simplement par l'aération et les antiseptiques, l'acide phénique et les chlorures. Ouvrir souvent les fenêtres, battre, secouer, épousseter, brosser, balayer au chlorure de calcium ou de sodium, et en exposer en fumigations sous les meubles et dans les coins et recoins, sans tacher, soulier, abîmer, perdre votre mobilier précieux. Puis 8 ou 15 jours, 3 semaines après, vous y réinstaller, sans trop de défiance.

5o. Et ma sœur? — Pour vous, monsieur, préalablement revacciné, et vous le pouvez même en voyageant, vous irez la voir et la revoir, soit chez vous, soit chez elle, la soutenir, l'encourager, l'assister comme un homme, sans cesser de continuer vos occupations et vos affaires. Et, pour cela, vous ne ferez pas trop d'efforts, vous ne vous monterez par trop le cerveau, ce n'est pas la peine; vous penserez que la contagion est très aléatoire, que vous pouvez très bien ne pas la contracter, et qu'en tout cas elle est ordinairement peu dangereus chez les gens aisés, propres, bien soignés et suivant habituellement une bonne hygiène.

Transportée chez elle, cette dame est morte trois jours après.

Je rapporte cette observation authentique, de haut où les personnages se reconnaîtront pour démontrer où en est la médecine avec ses raffinements de contagion, et les défiances, les peurs, les précautions, les partis, les sacrifices exagérés qu'elle inspire; la lutte qu'elle détermine entre les sentiments, le devoir, l'instinct et la question de vie ou de mort.

Voilà ce qui se passe dans le monde supérieur, riche, ce que soulèvent de grandes autorités médicales; et ce que les médecins secondaires répandent et exagèrent dans la société et dans le peuple.

50e *observation.* — *Délivrance d'une femme toute ruisselante de virus.*

19 avril, à 3 heures du soir. Barreau, bon petit soldat de 1869, ancien prisonnier de Sédan s'est marié dans son village, où il a eu de la peine à vivre, et il s'est faufilé dans notre manufacture, à l'emballage de nos glaces. Il a six petits enfants vivants et sa femme, enceinte de son septième, dans le huitième mois.

Il demeure à Traine-Balais, de la petite commune

de Lavaud-Sainte-Anne où il y a eu ces dernières semaines cinq morts palpitantes de l'épidémie. — Depuis six jours sa femme est en éruption monstre, effrayante, si bien que le pauvre mari, qui la garde jour et nuit, a ses moments de répugnance et de défaillance, il va bêcher un peu dans son jardin pour se distraire ou surmonter sa peine.

La guerre a ses douceurs et l'hymen a ses larmes.

Il met alors sa fille aînée, de 11 ans, en sentinelle, mais bientôt elle vient l'appeler parce que sa mère veut à chaque instant se lever dans le malaise, la souffrance et la fièvre ardente où elle est. Les troubles violents de son sang, de ses humeurs, de ses nerfs, de ses viscères, de tout son organisme aboutissent à une fausse-couche anticipée de quarante jours. Cette crise effraye Barreau qui me dépêche un voisin : les accoucheuses ne veulent pas venir, et il faut que j'intervienne. L'enfant est sorti, il est vivant ; la grand'mère a eu l'esprit de couper le cordon, de lier les deux bouts, j'ai donné par précaution le baptême à l'avorton ; mais le délivre qui n'est pas mûr, reste attaché. —

Je dois mettre l'habit bas et aller décoller et extraire ce placenta adhérent, à travers un détroit garni de pustules, ruisselant de virus, de ma main délicate et de mon avant-bras à la peau fine, sillonnée, perméable et très inoculable ! — Le bon génie des épidémies me protégera-t-il encore ?

Le 20, au soir, le nouveau et prématuré-né, quoique remuant bien ses petits membres, criant fortement, et ayant pu être baptisé régulièrement à l'église, succombait faute d'allaitement et de soins suffisants.

Le 22, j'étais redemandé en toute hâte à 11 heures du matin : 10 minutes avant mon arrivée, la pauvre mère venait de finir. Son corps couvert de pustules, de croûtes brunes et de plaques blanches mortifiées présentait un spectacle pénible, et exhalait déjà une odeur de décomposition.

Sa vieille mère poussait des gémissements affaiblis, et le mari, courbé sur son lit, pleurait sa chère femme et sa triste position, avec six enfants tout jeunes sur les bras.

51e *Observation*

Dans la même commune de Lavaud Sainte-Anne, au Theil, du 16 au 20 mai, le vigneron d'un de mes parents, Soulier, 43 ans, surexcité par l'état de sa femme, à la veille de finir (morte, en effet, huit jours après) d'un squirre à l'estomac et préoccupé de rester seul, chargé de nombreux enfants, est pris de variole confluente. — Cet homme soucieux et robuste, encore un Hercule dans la tunique de Nessus, *undique urticatus*, est en proie à une fièvre ardente, brûlante, irritable, qui le pique, qui le dévore de partout. Il s'inquiète, il se lève, il s'agite, il délire, il sent son péril qu'il ne peut surmonter, qui le démente, *dementat*. On le voit en chemise, pieds nus dans sa maison humide, dans son jardin. Personne pour le dominer et le contenir. Un médecin est bien appelé, mais suivant les doctrines du jour; il ne lui prescrit rien de modérateur, d'extincteur de cette surexcitation éruptive, de toutes les fièvres la plus aiguë. Et le 20 mai il succombe, à la stupeur de ses voisins, laissant encore six jeunes orphelins.

52° *Observation*

Ce fait m'en rappelle un semblable de l'épidémie de 1871. Au mois d'août, un dimanche, je suis mandé à Argentière pour un cultivateur en variole et en délire. — Lorsque j'arrivai il n'était pas chez lui, il battait la campagne, il errait dans les champs. Enfin on me l'amène : sa variole est confluente, et non épanouie, contrariée, rentrée, refoulée par l'aération et les rafraîchissements...

..... Il se laisse néanmoins persuader, et je lui pratique une saignée de 700 grammes. Je lui prépare une potion diaphorétique et calmante à 30 gouttes de laudanum (qui l'a tombé). Je le raisonne par la prière et par la menace de la mort ; je le recommande à la vigilance, aux plus grands soins de sa femme et de ses enfants...

Et deux mois après cet homme vient me remercier. Mon traitement modérateur avait dompté son mal dévorant, diminué le feu éruptif qui le brûlait et l'avait sauvé.

Transition.

Gallinæ Musæ, paulo jucunda canamus? Muses gauloises, passons à des observations non moins authentiques, mais moins lugubres.

Muses que j'adore et admire,... *Præstanti corpore Musæ... coronis cinctæ... Nudæ genu,... sinuque,... ...atque suave decentes!...* que je vais avoir sous les yeux le reste de mes jours, toutes les Neuf (1), dansant intiment votre ronde grâcieuse avec Apollon, Dieu de la poésie *et de notre médecine aussi*, dans le délicieux tableau que Jules Romain *Pinxit*, et que pour fêter ma récente décoration, vient de m'offrir un de mes prodigues amis : *Testimonium et pignus amoris!*

Il ne faudrait pas croire que sur l'Hélicon on ne s'entretenait que de littérature, d'éloquence, de fictions, de comédies, de tragédies, de chants, de

(1) Καλλιοπη, Κλειω, Ερατω, Μελπομενη, Τερψιχορη, Ρολυμνια, Ευτερπει, Θαλεια, Ουρανια.

Calliope, Clio, Erato, Melpomène, Terpsichore, Polymnie, Euterpe, Thalie, Uranie.

danses et d'arts. Les Muses s'y occupaient également des choses de la terre, réelles et utiles, Apollon ne cessait de s'intéresser à l'humanité, à ses malheurs, à ses plaies, à l'influence de la médecine, à ses services, à ses beaux traits. Il y avait toujours quelque Mercure aux talons ailés, qui, à certains moments, apportait les nouvelles des fléaux, des morts émouvantes, des guérisons merveilleuses, et malgré les doutes de Clio et les critiques de Terpsichore, notre science n'en était pas moins traitée gracieusement et sérieusement.

L'instruction générale est extrêmement variée et une digression n'est pas toujours un non-lieu, un hors-d'œuvre complet. Pour se ressouvenir de ses classiques, être un instant épisodique, léger et sentimental, pleurer et rire, on n'en est pas moins, dans l'occasion, un homme positif, de savoir et d'action. Une digression de loin en loin est un temps de repos, une transition.

Donc maintenant notre observation moins triste.

53e *observation.*

Dans un joli château de nos environs, tout neuf, une jeune femme charmante, très à la mode, est prise le 7 mars 1887, de l'épidémie. Heureusement elle l'a discrète ; elle ne s'est compté que 80 boutons au visage, et qui ne devront lui laisser que quelques grains de beauté. Elle est du progrès en tous points, moi du temps passé et nous sommes en guerre perpétuelle. Je ne puis la faire boire assez pour s'humecter? et boire chaud pour porter à la peau, ni la faire couvrir davantage. Elle a peur et horreur de suer ! et dans son grand lit de Milieu elle voyage sans cesse d'un bord à l'autre, pour chercher la fraîcheur. Ses cheveux flottent épars sur son traversin, dans un beau désordre, quoique desséchés. Elle refuse obstinément jusqu'au filet collecteur d'hier, et avec raillerie le bonnet de nuit, la coiffe de nos grand'mères, qui pourtant leur allait si bien et préservait si efficacement leur chevelure, leurs yeux, leurs oreilles, leurs dents. Aussi, ne tarde-t-elle pas à être surprise d'une rage de névralgie qui m'oblige à lui arracher de ma main, à contre-cœur, une grosse molaire ! Elle n'était pas de devant, de la parure de sa jolie bouche, elle était piquée, je le veux bien, mais elle aurait pu la garder longtemps encore, sans cette recrudescence de névralgie, amenée par la fièvre et ses rafraîchissements continuels. Lorsqu'elle put prendre quelque chose, elle dédaigna mes bouillons, mes soupes, mes potages, mon chocolat. Elle se fit apporter par son amoureux mari, complaisant, jusqu'aux mets défendus, des huîtres fraîches, qui lui avaient été conseillées ou permises, quelques années avant, dans un mal de gorge et une bronchite, par quelque docteur Rosalin de vaudeville. Quand elle put enfin lutter contre sa constipation, qui est un symptôme, une conséquence des fièvres éruptives, tout le travail de l'organisme se portant alors vers la peau et laissant l'intestin dans la torpeur, l'inaction et la sécheresse, elle se moqua de mes purgations classiques, chaudes, d'hiver, huile de ricin, manne et séné, sulfate de magnésie dans du bouillon. Elle voulut de l'eau d'Hunyadijanos froide, glaciale, intempestive dans des temps où il importe d'entretenir la chaleur du corps...

..... Le Dieu de la jeunesse et des imprudents a protégé madame du progrès, elle a guéri quand même, au triomphe de la mode, et nous avons fait le paix parce qu'elle est une des grâcieuses amies de ma belle-fille.

54e *Observation*

Son mari, dans des circonstances exceptionnelles, a accompli son éruption debout, continuant à payer de sa personne ; il y avait lieu (leur enfant mourait du croup), et néanmoins lui aussi sans accident !

Il y a donc des guérisons envers et contre tout, contre les précautions de la prudence et de la science. Il y a des arguments et des faits pour toutes les opinions, et les thèses les plus opposées : *Natura rerum tradidit scientiam disputationibus.*

III

CAS OBSERVÉS

Epidémie signifie *maladie qui attaque à la fois un grand nombre de personnes, dans les mêmes temps et les mêmes lieux; avec des nuances, des conséquences, des degrés variés.*

Pour faire accepter une relation d'épidémie à distance, dans des temps et des pays éloignés qui n'en ont pas été témoins, des faits authentiques sont nécessaires. Voilà pourquoi j'ai rapporté beaucoup d'observations et pourquoi je crois devoir joindre ici la liste des principaux cas que j'ai remarqués et que nous avons traités et notés dans ma clientèle, mes établissements industriels, à l'hôpital et dans l'assistance médicale de notre Municipalité.

I. — MANUFACTURE DE GLACES.

Bouty, avenue de la Glacerie, conducteur au chemin de fer, et commerçant, 40 ans, bien constitué, meurt le 30 septembre, au 8e jour, de surprise, par congesion cérébrale et pulmonaire ; *sur son lit de mort a rendu beaucoup de sang par le nez, la bouche et les oreilles.*

Robert, son beau-frère, même maison, même constitution : délire, agitation, difficile à contenir, insomnie rebelle, danger imminent ! *sangsues aux pieds, détente, guérison.*

Madame Bouty veuve — fièvre variolique sans les boutons, *Variola sine variolis.*

Madame Jamet sa sœur. Variole moyenne, régulière.

Mademoiselle Penon, prise huit jours avant son mariage, — son frère 15 jours après.

Hervet, le frère et la sœur, 20 et 22 ans, —forte.

Madame Migeon, — très forte, délirante, agitante, longue, saignements de nez, sangsues ! se sauve — reste grêlée.

Bernard, volante.

Parisse, père et fils, volante.

Dubœuf, enfant à la mamelle, mort.

Aufort, 2 filles, forte.

Thauveron, 2 enfants, celui à la mamelle, mort. La mère ne l'a pas contractée.

Mademoiselle Cusset, très forte, très grêlée.

Datrier, moyenne.

Dénoue, forte.

Pénard, 60 ans, éruption confluente menaçante : saignements du nez abondants, répétés aux redoublements de la fièvre, aux poussées éruptives, tels que des soupapes qui se lèvent à une locomotive surchauffée, et qui empêchent l'organisme de sauter.

Son fils, vingt ans, l'a régulière et bénigne.

La femme X.... et ses quatre filles, dans un grenier, sur le plancher; une seule, de 15 ans, consent à aller à l'hôpital.

Vergnaud, moyenne.

Rancier, régulière.

Foulet, moyenne.

Maigret, trois enfants couchant ensemble, forte, guéris.

Mâle, noire, *horribile visu*, gravissime, guérie quand-même — Le médecin des épidémies de l'arrondissement, mon jeune et honorable confrère, de la nouvelle école, dans sa tournée, est entré chez les Mâle et avec l'accent de l'autorité et de la conviction des principes qui lui ont été inculqués, n'a pu s'empêcher de s'écrier : « Ouvrez-moi ces rideaux, les portes, les fenêtres ; couchez cet homme sur un matelas, là sur cette grand table, au milieu de la chambre, où il sera aéré de partout. Répandez sur lui de l'acide phénique, donnez-lui des boissons phéniquées, de la nourriture, du vin. Luttez contre la septicémie, c'est-à dire contre l'empoisonnement de l'air et du sang, qui dans la variole et les maladies épidémiques et contagieuses est la chose capitale !!! »

Son enfant, de dix ans, l'a eue très legère, — et personne autour.

Maume, bénigne.

Saviot, moyenne.

Lafarge, légère.

Madame Nourrissat, cinquante-six ans, forte.

Coulangeon, la mère, forte, longue ; ses deux fils pris en même temps de la fièvre et couchant ensemble : l'aîné l'a confluente, le jeune n'a que la fièvre et quelques boutons.

Mademoiselle Mossant — forte, délirante, inquiétante.

Ducout, deux enfants de six et neuf ans, forte; l'ainé a un abcès énorme de tout le cuir chevelu.

Brunet. — La fille et le fils l'ont régulière, — le père confluente, compliquée de délire, d'agitation, d'étouffements, d'entérite consécutive, puis d'une série d'abcès furonculeux, trois mois hors de travail.

Thévenin, frère et sœur, dix-huit et vingt ans, moyenne régulière.

Duchier, le père, bénigne; la mère, forte.

Dousset, sa jeune femme très forte, sauvée par des épistaxis utérines; — le mari couchant dans ses draps humides de ses sueurs, et avec elle, avant la dessication des pustules, et ne contractant rien !!

Bonnin, insuffisance des lits, des couvertures, des soins et s'en tirant tout de même.

Madame Beaujon, près d'eux, morte de surprise, par congestion cérébrale et pulmonaire, sans soupape levée ni par la nature ni par l'art.

Sudreau, le mari moyenne; la femme, forte.

Laugère, moyenne.

Duron, forte, longue.

Mariot, moyenne.

My, l'ainé—ambitieux, intéressé, travaillant après sa journée faite, au clair de la lune et ayant gagné sa maison, son jardin, son champ ; fatigué, excité. Variole ataxique, délire, crachements de sang, étouffements, sangsues difficiles à arrêter ; mort dans une agitation extrême, — ses deux frères, 33 et 35 ans, pris la même semaine, terrorisés, cependant sauvés.

Sa belle-sœur, confluente, très forte, guérie aussi ; sa veuve et son fils, 15 jours après, volante.

Pailloux, régulière.

Derrète, ordinaire.

Bignon, volante.

Limoges, régulière.

Auboir, ordinaire.

Parot, commune.

Plewinski, mort au sein, a égratigné sa mère qui n'a cessé de l'allaiter, qui a respiré son haleine, l'a embrassé et n'a rien contracté.

Chaumont, aux produits chimiques, moyenne.

De Lavalette, régulière.

Delbarre, —

Dubourg, —

Martinet, —

Métauër, régulière

Fannecher, —

Chabot, place de la Paille, en face de l'hôpital, forte, avortement à 8 mois, la mère et l'enfant vivent, — l'enfant n'a pas été vacciné, est nourri par sa mère variolée et n'a rien contracté.

Femme André, à Montgaché, 23 décembre, forte; enceinte de 5 mois, a conservé sa grossesse.

Nord, rue Victor Hugo, la mère, forte; les deux filles, bénigne.

En face n° 41 — le 1er janvier 1887, l'épicière, l'a moyenne, nourrit son enfant de quatre mois, vacciné, point sevré; la mère et l'enfant guéris.

Deschaume, même rue, maison neuve, humide, forte.

Romain, hémorrhagie utérine abondante, qui a jugulé la fièvre et l'éruption (*quæ jugulavit febrem et exanthema*), — et quatorze jours après se lève pour donner son lit et ses soins à sa fille de dix ans, qui, elle, l'a moins forte.

Jupiter, — premiers jours de janvier 87, — les quatre Jupiter mâles ont une patience divine; la bru, (*fœmina furens*), une violence de tempérament infernale : visage rouge-éclatant, œil flamboyant, peau chaude, fumante, loquacité, cris, instabilité; son mari et ses parents la prennent à bras-le-corps pour la contenir dans son délire agitant. Mais ses règles s'ouvrent pendant cinq jours, les nuits surtout, avec redoublements et font tomber cette tempête du cerveau, comme la pluie soutire la foudre d'un ciel enflammé d'éclairs.

Chabridon, 1er février, — trente ans, — très forte, très confluente, n'est qu'un bouton, qu'une croûte; délire : une nuit on va chercher mon confrère Besson qui, par ses paroles et une potion à l'eau de laurier-cerise, la quinine et le laudanum parvient à le calmer et à lui faire franchir le cap des tempêtes, la période de dangers.

Genest, douze jours plus tard, son voisin, moyenne.

Thevenet, faubourg des Forges, le père, forte; le fils, légère.

Chagnon, rue de Paradis, forte.

Durin, — la fille de cinq ans, l'a forte — 8 jours après son frère, de 9 ans, l'a plus forte et meurt au 6e jour. Pendant ce temps, la pauvre mère a, à chaque instant, sa fille débilitée, grognon, sur les bras, qui pleure, qui l'embrasse, qui lui fait boire de son virus, manger de ses croûtes, qui lui en fait tomber dans le cou. — Les Durin ensevelissent leur enfant, lui donnent le baiser d'adieu et ont un grand enterrement, l'église plus que pleine, et ils ne communiquent rien.

Mais leur autre fils de quinze ans était en incubation, et le troisième jour, il a la variole manifeste. Pourtant il lui survient un saignement de nez à mouiller trois serviettes et il se sauve !

La femme Barreau, enceinte de huit mois, avortée, délivrée forcément, de ma main, de mon bras, — éruption horrible. — Morte le 22 avril, laissant six petits enfants. Je n'ai pas pu la sauver, quoique je me sois exposé pour elle. Sans doute, elle était de ces mères prédestinées qui perdent le jour en le donnant, et ses petits de ceux, hélas, qui doivent s'élever sans mère.

II. VERRERIE A BOUTEILLES

Juin 1886. — La veuve Peltier, cinquante ans, travaillant à l'eau, au mesurage des bouteilles, accuse des symptômes obscurs. Son éruption contrariée sort mal et elle se réfugie chez sa fille où des troubles cérébraux et pulmonaires l'emportent de surprise, suivant la remarque de Sydenham : Malheur aux premiers atteints dans une épidémie avant que le médecin en ait connu le caractère et puisse marcher d'un pas assuré, *Pede libero!*

Courtot, forte, modérée par des saignements de nez.

Courandon, moyenne.

Charrière, à la campagne, à Saulx, — mort de surprise au cinquième jour.

Chambenoit, volante.

Bonin, moyenne.

Desclous, moyenne.

Artigaud, forte.

Debord, légère.

Both, forte.

Danizot, moyenne.

Cornieux, rue des Dardanelles, forte; trois garçons à la fois dans le même lit, par les chaleurs de juillet. — La fille de dix-huit ans dans un lit, seule. — Sauvés tous les quatre.

Bret, moyenne.

Dominique, père et fils, forte.

Bordreuil, verrier souffleur, du 8 au 17 septembre, place Saint-Paul, dans une mansarde, fils d'une bonne veuve, dix-sept ans, au printemps de la vie: éruption orageuse, délire fou, fièvre cérébrale violente, très menaçante, qui se dissipe pourtant sous un saignement de pieds, par des sangsues, comme un orage sous une pluie bienfaisante.

Chirol, dans la même grande maison, au rez-de-chaussée, le fils de dix-sept ans, le frère de quinze ans, puis la mère de quarante-neuf ans, tous les trois forte, mais moins tempéteuse.

Daudon, forte.

Gautron, moyenne.

Gautron frère, moyenne.

Dousset, moyenne.

Sarciron, soixante-cinq ans, très forte, très longue.

Décoursier, soixante-quatorze ans, vacciné enfant, revacciné au régiment. Variole moyenne en 1870, quatrième éruption moyenne en octobre 1886.

Foulet, volante.

Gallet, forte, longue.

Coulangeon, moyenne.

Coulhon, volante.

Huot, bénigne.

Marceau, rue de Brevel, très forte, réapparition

de ses règles, ce qui l'inquiète beaucoup, malgré mes assurances que c'est un avantage, un modérateur de sa fièvre et de son éruption.

Aufort, même maison, au rez-de-chaussée; l'enfant, légère; la mère, forte; mais tempérée par son épistaxis utérine, qu'elle accepte, elle, comme un soulagement.

Leroux, légère.

Lobéi, très forte, très longue, trois mois hors de de travail, très grêlé.

Coulangeon, ordinaire.

Hauteville, forte chez tous; — le père, soixante ans, mort dans la congestion, le délire, le coma, malgré les sangsues aux pieds.

Granjean, au marais de Blanzat, forte.

Zumkeller, — forte, tempérée par des saignements de nez.

Prévost, ordinaire.

Ternade, —

Vieillard, —

Portugal, forte.

Signoret, commune.

Masson, —

Dubuisson, rue de Damiette, — le premier fils,

moyenne; — le deuxième, forte. — En même temps que lui, la mère extrêmement forte: état érysipélateux des reins, si rouges, si chauds, si brûlants que je suis obligé de lui faire appliquer des serviettes mouillées d'eau blanche phéniquée; puis trois eschares épaisses, de la grandeur d'un écu de cinq francs et de la paume de la main, et abcès de la cuisse long à guérir.

Morlet, moyenne.

Robert, —

Dupont, —

Pourchot, excessive, éruption confluente, fièvre intense, délire désespérant, qui ne cède qu'après la potion au musc, à l'eau de laurier-cerise et au laudanum, des boissons abondantes au sirop de mûres, des pilules anti-spasmodiques, etc.

Cas d'autant plus inquiétant, que le boulanger en face, Courtôt, venait de succomber aussi dans le délire aigu.

Monnot, moins grave.

Barbet, moyenne.

Petitalot, moyenne.

Bourin, —

Gaulet, —

Gaume, ordinaire.

Madame Greillier, sa fille l'a bénigne. Elle l'a forte, confluente, ardente. Elle est très inquiète de la réapparition de ses règles, dont on l'a beaucoup effrayée, et qui la sauvent en modérant sa fièvre et l'ébullition de son éruption.

Soulier, six filles, cinq atteintes, moyennement.

Millereau, deux enfants, moyenne. — Le fils de dix-sept ans, forte, confluente, éruption dans la gorge, angine varioleuse, coma, respiration râleuse, mort, — très regretté.

Ouillié, enfants dans l'entassement, dans la misère, non vaccinés; le plus jeune, encore au sein, — meurt.

X....., rue de la Verrerie, dans la même petite cour, dans les mêmes conditions déplorables, se sauvent.

4 Guillot, rue Mondétour, toutes fortes. Le fils aîné, dix-sept ans, mort dans le délire, l'ataxie, l'oppression râleuse, l'asphyxie pulmonaire.

Brunet, rue Victor-Hugo, deux frères, forte.

Déchery, ordinaire.

Mazottier, volante.

Monjat, moyenne.

Mouron, aux maisons neuves de Saint-Jacques, — très forte.

Lafaye, place du Marais, — la fille mariée avec un verrier-souffleur, s'en tire bien. — La mère, confluente, obstruante, gênée pour boire, pour respirer par angine varioleuse, et mourant le 24 décembre. Le fils, de dix-huit ans, sauvé par un saignement de nez.

Chelin père, très forte, dompté par les calmants et les soins, et l'empire de sa femme qui le domine.

Chambrette, à côté, dans le même temps, riche charretier, incrédule, indocile. se levant, buvant froid et mourant aux regrets et aux reproches de ses voisins.

Oudot, moyenne.

Duceau, moyenne.

Pouzier, moyenne.

Gandet, volante.

Perraud, moyenne.

III. — A L'HOPITAL

Fille-mère, variole confluente, très forte, très dangereuse, — sangsues aux pieds, — avortement à huit mois ; — au neuvième jour, fièvre puerpérale ; — alors je traite la fièvre dominante, selon le principe ; à peu près comme si la variole n'existait pas, *ut si variolæ non adessint.*

Une bohémiene, variole gravissime, monstrueuse, désespérante, très bien soignée, sauvée quand même. 22 femmes ou enfants, dans la deuxième salle, pendant le semestre d'été.

6 orphelines, pures, chastes, bien élevées, cachées dans une chambre à part, loin de l'entassement miasmatique — et surtout du contact des impures, des rouleuses, de la gangrène morale, du gibier d'hôpital.

Salle des hommes, des éruptions

3 morts, en entrant.

14 à tous degrés, guéris.

Deuxième semestre d'hiver

7 femmes mortes, compromises dès leur entrée.

4 autres guéries, à tous dégrés.

Salle des hommes

8 guéris, à tous degrés.

IV — PASSIM

Les cinq malheureuses Foureau, place de la Paille, en face de l'Hôpital, — mortes !

Lebrun. — 1° Marien, robuste camionneur, a son éruption extrêmement forte, herculéenne, brûlante, dévorante, instable; mais je lui fais mettre des sangsues qui saignent et ressaignent pendant deux jours et une nuit, aux recrudescences de la fièvre et domptent ses emportements.

2° Son frère, Alexandre, morne, concentré, sans plaintes, sans trop d'agitation, sans échappements de sang, sans soupapes levées, étouffe dans le coma, la congestion, le comble de tous ses fluides.

3° Le fils d'Alexandre, dix-huit ans, après un saignement de nez abondant, fait sa fièvre éruptive très régulière.

4° Et sa douce sœur, vingt ans, épistaxis aussi, et fièvre sans les boutons, *variola sine variolis.*

5° Marchés, — le fils aîné, ancien dragon, très fort agriculteur (*Taurus ingens*) accepte aussitôt les sangsues, et dès lors il accomplit son éruption extrêmement doucement (*in mitissimum bovem abit*) tel qu'un bœuf qui trace son sillon.

2° Sa belle-sœur, non saignée, elle, l'a plus forte, agitante; — remarquable en ceci que nourrice de son enfant de sept mois, non vacciné, elle ne l'a pas sevré, et qu'il n'a pas été contagionné.

3° Le vieux père, fatigué par ses voyages, ses veilles, ses inquiétudes et par l'âge, l'a bénigne,

Et profite d'un sang aux ondes languissantes,
Coulant plus lentement dans ses veines stagnantes.

Cheseau, à Coursier, guéris par le traitement des campagnes: sudorifiques, lit chaud, fermé, boissons chaudes, bouillons, soupes, lait, expectation.

Paré, 18 mars; — propriétaire à Saint-Genest, — saignée qui a modéré le mal de tête, la fièvre et nullement empêché l'éruption qui à été confluente.

Philippon, à Lavaud-Sainte-Anne, la mère de cinquante-cinq ans, morte: — le fils de dix-huit ans, délire fou, sangsues, potion calmante, guéri.

Les Tailhardat, à la Gironde, fortes et moyennes.

Dénoue, facteur, même rue, modérée par la potion calmante.

Auger, même rue, enceinte de cinq mois, éruption forte, calmée un peu par la potion. — Grossesse maintenue.

Madame Gallon, aux Nicauds, forte, modérée par les calmants.

Bordeau, délire fou, — dompté par les calmants.

7 cas, de l'assistance médicale, sur les bords du petit canal, heureusement influencés par les remèdes qui leur sont donnés.

6 Lavezards, — deux sœurs, rue de la République, celle de vingt ans l'a forte; — celle de dix-huit, prise huit jours après, ne risquant plus rien, couche avec elle.

5 autres, rue de la Gironde, dans une arrière-cour, moyenne. — Entre toutes, une fille de dix-sept ans, l'a gravissime! ! ! Noire, a eu l'angine varioleuse, le nez, les yeux, la bouche, le gosier obstrués. A force de soins, de fumigations, d'onctions, de collutoires, d'écouvillonnages, de lotions, de sirops, de remèdes contre toutes les complications elle semble se remettre, mais un mois après il lui survient un immense abcès, de l'omoplate gauche à la hanche; je l'ouvre, il fournit une grande collection de pus qui se renouvelle et s'entretient dans ce grand décollement de la peau. Elle

passe par la cachexie, le marasme, mais il y a tant de vitalité dans ce petit corps frêle, qu'elle est en voie de retour après quatre mois.

Cette enfant du miracle a largement profité de l'assistance médicale chez ses parents, empailleurs de chaises, et c'est un grand encouragement pour les secours à domicile, qui sont extrêmement précieux, mais dont il ne faut pas abuser en raison du peu de ressources, hélas ! de la charité municipale.

4 Vazeilles — au pont des Morts — un enfant de 9 mois succombe — les deux autres l'ont moyenne — la mère l'a excessivement forte, — sauvée positivement par les secours de l'assistance municipale.

Aux Forges — Barrier — mécanicien, sanguin pléthorique, — mort sans aucune soupape levée.

Lognon — son gendre, l'a moyenne, mais il traîne et ne se remet définitivement qu'après une émission sanguine.

Dans ce quartier de Marignon — 4 morts d'adultes très remarquées.

Marie Dubouesse — une de nos anciennes nourrices — morte au 9e jour, à Ipsé. — Le médecin appelé ayant répandu une grande défiance sur elle et sur tous les varioleux de l'endroit : personne n'ose aller la voir — et enterrement sommaire, — 8 jours après sa fille de 30 ans — l'a bénigne.

Le maréchal du Bourg — meurt aussi : personne pour le porter! le maire, présent, fait un appel généreux et de devoir? ses administrés lui répondent. « Portez-le vous-même!! Il n'y a eu que deux hommes qui se sont décidés à le charger, à l'entrer à l'église et à le déposer dans sa fosse, encore s'étaient-ils corroborés de force verres d'eau-de-vie.

A Desertines, et dans d'autres communes, la peur, la défiance, l'empressement à enterrer sommairement avant les heures réglementaires et la difficulté à trouver des porteurs ne sont pas moindres! — N'y a-t-il pas là un peu d'exagération et d'affolement inspirés par les médecins, et les idées actuelles sur la contagion?

. . . .

Raynaud — au centre de la ville, 3 et 18 mai, les deux belles-sœurs : la première l'a moyenne, — la seconde, 55 ans, l'a très forte et meurt.

Il résulte de ces listes que nous avons observé dans cette épidémie 368 cas, — sur lesquels il y a eu 34 décès. Mais je me hâte de dire que la plus grande partie de ces décès ne m'appartient pas. Je les mentionne pour servir à la relation de cette épidémie, comme points de comparaison. Je les relève parce qu'ils étaient mêlés au milieu ou autour de ma clientèle; mais je ne suis intervenu là qu'en consultation ou en visites ultimes : je ne les avais pas traités depuis le commencement.

Dans mes usines et mes établissements, je n'ai eu que dix morts dont 4 enfants à la mamelle, 3 adolescents de 9, 16 et 17 ans, et 3 adultes. (My, Hauteville et la femme Barraud.)

J'ai noté 16 cas d'épistaxis, nasales ou utérines, qui ont été des crises heureuses; et à cet exemple, j'ai fait sept émissions sanguines, une saignée, et 6 applications de sangsues aux pieds.

Ce total de 368 cas peut ainsi se décomposer.

Décès dans ma clientèle.	10
— parmi les voisins.	24
Cas gravissimes, sauvés	11
Cas graves.	17
Éruptions fortes.	42
— Moyennes ou légères	264
	368

V. — POURQUOIS ?

Pourquoi ai-je eu le plus de malades dans cette épidémie? — parce qu'elle est tombée et s'est établie particulièrement dans mes usines.

Pourquoi ai-je eu moins de morts? — parce que nos ouvriers sont relativement plus aisés, mieux ordonnés, mieux soignés. Ils ont le médecin et les remèdes gratis, de bonnes sœurs pour leur répéter les conseils, une indemnité de travail en maladie et un suplément dans les affections graves et longues. Dès les prodromes ils ont été arrêtés et dirigés et traités toute la durée de la maladie.

J'ai vu beaucoup de leurs voisins parce qu'ils m'appelaient aussi, et que, médecin de l'hôpital et de l'assistance municipale, je les voyais et leur faisais donner les remèdes gratuitement.

Je dois être familier avec les femmes et les mères des ouvriers, je le suis surtout dans cette épidémie où elles se réunissent souvent en groupes autour de moi : — Pourquoi, monsieur, l'épidémie porte-t-elle presque toute sur nous et que les bourgeois n'en sont pas atteints ou presque pas et n'en meurent pas? Est-ce parce qu'ils se tiennent plus propres, qu'ils sont mieux logés, mieux nourris qu'ils ont le corps moins fatigué? — La question comporte la réponse. L'hygiène est à la portée, à l'intelligence, au désir de tout le monde, mais tout le monde ne peut pas la pratiquer.

Pourquoi fais-je cette relation? — c'est que depuis 70 ans la vaccine est très répandue et que ces épidémies sont atténuées et raréfiés; qu'elles ne se présentent plus que tout les dix où quiuze ans. De telle sorte que la variole est un peu oubliée, négligée, mal interprétée et mal traitée. Les uns ne font rien pour la surveiller, la régulariser, en favoriser la sortie, la maintenir à la peau, modérer l'ébullition, la violence, les emportements de la fièvre, combattre les complications. Les autres font trop, appliquent toute espèce de médications intempestives qui dérangent les éruptions.

C'est comme un ancien, comme l'homme de mon temps, qui l'ai le plus étudiée, que je crois devoir écrire cette relation. J'ai vu, j'ai eu les fièvres éruptives dans mon enfance, je les ai beaucoup étudiées dans ma jeunesse, je les ai toujours suivies avec prédilection dans ma longue carrière, et ce complément de 368 cas que la providence fait tomber cette année dans ma clientèle, et les nombreux échos que j'écoute de tous côtés m'apparaissent comme des invitations à faire connaître et à répandre les résultats de mon expérience.

IV

TRAITEMENT

On a pu s'apercevoir en parcourant nos listes que, dans la variole actuelle, il y a plus de cas légers que de graves, plus de survivants que d'emportés. Néanmoins il y a des morts surprenantes, affligeantes, d'autant plus qu'elles enlèvent des adultes, des personnes importantes, dans la force de l'âge et la plénitude de la vie. Il y en a une autre série de fortes, de gravissimes qui mettent en danger, suspendent le travail, la vie active ou agréable, pendant longtemps; qui apportent la gêne, la misère chez les ouvriers et laissent à leur suite des infirmités ou des disgrâces du visage, de la peau qui restent cicatrisés, creusés, grêlés.

Les varioles épidémiques, sans être comme autrefois un fléau dévastateur, ne cessent pas d'être encore un fléau dont il importe de se préoccuper. On peut regarder la petite vérole et les fièvres éruptives comme une des épreuves de l'enfance et des corps à tout âge. Elles font parties essentielles de nos malheurs ici-bas, des plaies, des maladies fatales, décrétées, naturelles qui planent sur l'humanité et s'abattent sur elle de temps en temps pour la tourmenter, la tenir sans cesse en éveil et y tailler des éclaircies. L'hygiène, comme nous venons de le voir, la médecine peuvent les atténuer, en guérir un certain nombre, mais les prévenir absolument, les empêcher? Jamais. Elles ne proviennent pas toutes de la contagion, la contagion les donne, les répand, les entretient. Les précautions, les départs, l'émigration dans les pays intacts en exemptent quelques privilégiés. Mais la cause primordiale est latente. Elle tient à quelque chose d'insaisissable, d'invisible, bien au-dessus de nous et au-dessus du microscope et des antiseptiques. Elle provient d'un génie, du *quid Divinum* des anciens. Les fièvres éruptives tantôt clairsemées, tantôt multiples et compactes, reviennent de générations en générations ; elles naissent et renaissent d'elles-mêmes, de toutes pièces, par une force *à tergo*, à intervalles plus ou moins éloignés.

Les varioles légères s'accomplissent avec de petites précautions. Les graves se terminent par la mort ou par des retours à la vie inespérés, des plus surprenants. Respectez, laissez faire l'éruption quand elle marche bien, ne la troublez pas, *fara da se*, elle fera de soi, elle s'évoluera d'elle-même par les simples soins hygiéniques, la médecine des familles, des campagnes.

Mais quand elle cesse d'être régulière, de bon caractère, le médecin doit intervenir. Si elle hesite il faut pousser à la peau ; si elle fait irruption avec trop de violence, d'effervesence d'inflammation, il est nécessaire d'y apporter un frein, de la modérer. Il convient de la maintenir à la peau, tant que son cours n'est pas épuisé ou ralenti ; de la faire ressortir si elle rentre, si elle pâlit, si elle se flétrit trop tôt, avant de s'être généralisée jusqu'aux extrémités. Si la formation et l'élimination du pus sont trop abondantes et fétides et gangreneuses, les antiseptiques, les antiputrides doivent être invoqués, mais ce n'est pas par eux qu'il faut commencer.

Le trouble principal et le plus commun de tous

alors est celui du système nerveux. Les organes surpris par le travail nouveau, le travail morbide qu'ils ont à exécuter s'étonnent, s'irritent, s'égarent ; ils hésitent, ils reculent, ou ils s'emballent, ils s'affolent, ils entrent en délire, en ataxie, en efforts déréglés et compromettants. La médication la plus utile, la plus facile, la mieux acceptée de tous est, dans ces conjonctures, la médication calmante. C'est l'opium, et ses dérives, qui rend les plus grands services, les plus admirables, lors qu'il est toléré. Il apaise, il rassure les organes, il les ralentit, il les endort par instants ; il les accoutume, il les dompte, il frène le cerveau et les nerfs qui en partent et y reviennent comme des fils électriques, *frenat nervos ;* et dans ces instants d'oubli, de détente, de ralentissement, la fonction parvient à s'établir.

La fièvre opère la coction des humeurs, elle les collige, elle les ébranle ; elle les ramasse *undique*, de partout ; elle les mêle, elle les recueille des retraites, des sièges les plus profonds, *sedibus imis*, et elle les apporte et les dépose à la peau qui est alors le vaste émonctoire par où pus et ferments, et vapeurs et exhalations doivent être éliminés dans ces maladies.

Après les troubles du système nerveux ce sont ceux du sang qu'il est le plus nécessaire de surveiller et de modérer. La fièvre chez quelques sujets est brûlante, troublante, angiothénique, des plus fortes. Elle résiste à l'opium, aux antispasmodiques, aux dérivatifs; mais la bonne nature ouvre souvent une soupape, un échappement de sang, des épistaxis nasales ou utérines ! ! ! Inspirons-nous de ces crises et quand elles n'arrivent pas spontanément, imitons-les par une évacuation artificielle : tantôt par une saignée du bras, tantôt par des sangsues au siège ou de préférence aux pieds. Ces occasions ne sont pas de tous les jours, mais constituent le triomphe de l'art. Nous ne pouvons pas sauver à foison; les morts dramatiques, les grands dangers ne sont pas non plus si fréquents, nous n'avons pas à intervenir extraordinairement tous les jours et chez tous ; il n'est accordé au médecin de sauver véritablement qu'un petit nombre de personnes ; mais c'est par ce moyen, dans les fièvres suraiguës, congestives, menaçantes qu'on remporte ces victoires, ces saluts si satisfaisants, si consciencieux.

Un petit moyen en apparence, de tous et de tous les jours, celui-là, qui a une grande importance, c'est de surveiller les boissons ! Les sceptiques laissent boire tout ce que chacun veut, et même froid : c'est une faute énorme, qui sans doute n'est pas toujours mortelle, mais souvent préjudiciable. Les boissons sont importantes pour déloger le sang, pour le faire courir, l'injecter, le filtrer de partout, pour le faire passer à travers les muscles, les glandes, les viscères, tous les capillaires, toutes les cellules, pour le brouiller des centres à la périphérie du corps. Dans les éruptions le sang doit être modifié, purifié, distillé de telle sorte que chacune d'elles, variole, rougeole, scarlatine ne revienne plus ! Sous ce feu, sous cette fièvre chaude il y a un bouillon éruptif à faire écumer à travers les téguments. Pour le préparer et le consommer, il faut de l'eau. L'humectation est nécessaire à l'économie pour gonfler et assouplir la peau, alors toute en boutons, en fleurs, en vapeurs, en émanations, *en exanthema,* suivant l'expression des Grecs et des Latins. Dans ces maladies il est instinctif et rationnel de boire et de ne pas contrarier et refroidir le corps échauffé. Les boissons chaudes sont classiques. Les uns boivent peu, les autres beaucoup. J'ai cité des sujets qui absorbaient jusqu'à dix litres dans les vingt-quatre heures. Dans ces cas extrêmes, les boissons ne doivent pas être de l'eau crue, mais des tisanes légèrement limoneuses, édulcorées ou aromatisées ou aiguisées, animées, rosées d'un peu de vin.

On ne se préoccupera pas extraordinairement d'aérer le lit et la chambre et l'alcôve des varioleux au début. Autant que possible, il faut faire, refaire, retoucher, arranger leur lit, balayer, secouer les rideaux une ou deux fois par jour, renouveler l'air, entretenir la propreté. Mais, dans les campagnes, les maisonnettes, les mansardes, les bouges, les réduits enfumés et obscurs, on se sauve aussi bien que dans les vastes chambres et et les grands lits de milieu. La sagesse des nations est pour la petite chambre où l'air froid ne pénètre pas trop, et le *cubiculo bene clauso quo aer frigidus nullo modo ingrediatur.*

Lorsque l'éruption sort bien, qu'elle est sortie, ordinairement les symptômes s'amendent. Aussi c'est du départ qu'il est essentiel de se préoccuper, c'est alors que les calmants, les sudorifiques, les diaphorétiques sont précieux, et c'est également au début qu'il faut faire la part du sang, quand une émission est nécessaire. Si l'irrégularité, l'ataxie se déclarent, on les combat par les calmants et les antispasmodiques les plus puissants, le musc, l'assa fœtida, le camphre et de petites doses de quinine.

On doit avoir rarement recours aux purgatifs dans la variole, et les fièvres éruptives, et il faut savoir faire tolérer la constipation, la paresse, l'inaction momentanée des intestins. Le médecin classique restera à cheval sur ses principes et ne se laissera pas désarçonner de celui-ci que : dans ces fièvres, le mouvement de la nature se fait tout ou principalement vers la peau et que la purgation, détermine un mouvement contraire, *motus motui naturæ contrarius*, en détournant le sang et l'humeur éruptive de la circonférence au centre, *de circumferentia ad centrum.*

Mes chers classiques disent bien que dans les complications qui surviennent on se conduira et on les traitera comme si les pustules n'existaient pas, *ut si pustulæ non adessint.* Cependant il n'est pas prudent de se départir du terrain sur lequel on est et d'employer des moyens qui pourraient trop contrarier l'éruption.

Une complication fréquente et grave est l'angine

variolique, c'est-à-dire la pustulation buccale et pharyngée, qui épaissit la salive, tuméfie et sèche la muqueuse et empêche de boire et de respirer. On la traitera comme il est de règle par les détersifs, les collutoires, l'écouvillonnement, etc.

Non seulement la cavité bucco-pharyngienne est envahie, mais les lèvres, les ailes du nez, les paupières sont tuméfiées, encroûtées et causent une gêne compromettante. On se trouvera bien alors de fumigations, de lotions émollientes et d'onctions adoucissantes, qui étendues à toute la face, assouplissent ces croûtes, ces plaques, soulagent la tête et diminueront la difformité des cicatrices.

Lorsque la sortie des boutons s'effectue mal, de mauvaise couleur, livide, petite, dure, et ne se maintient pas, sur les membres et particulièrement aux pieds et aux mains, souvent refroidis, les fumigations balsamiques, les couvertures saupoudrées de camphre, imprégnées de ces vapeurs sèches et chaudes, de ces parfums stimulants sont souvent avantageuses.

Ces fumigations font partie des désinfectants et des antiseptiques. Les véritables antiseptiques sont ceux tels que le soufre, le chlore, l'acide phénique, le sublimé corrosif, qui sont susceptibles, lorsqu'ils peuvent atteindre les virus, les émanations, de les neutraliser, de brûler, détruire les miasmes, de tuer les microbes. Mais ces antiseptiques chimiques, neutralisant positivement, anéantissant des contages sont d'un emploi, d'une précision difficile, quelquefois dangereux, désagréables et coûteux dans la généralité du peuple. On les emploie en grand dans les hôpitaux, dans les établissements de progrès, et les maisons aisées et partout dans les cas de putridité et de gangrène bien accusées. Dans les conditions modestes j'ai souvent recours aux fumigations de sucre, de genièvre, d'encens, de benjoin. Je répands sur les lits de l'eau phéniquée, j'en fais jeter dans la chambre, je fais mettre du chlorure de chaux. Les malades préfèrent l'eau de Cologne, les vinaigres aromatiques, l'éther en aspersion, en pulvérisation, de loin en loin. Dans les campagnes, je surprends souvent sur le lit ou à côté du thym, de l'hysope, de la sauge, des branches aromatiques, les fleurs de la saison. Ces parfums ne décomposent pas les miasmes, les germes, les sporules, les ferments, ne tuent pas les microbes; mais ils substituent une bonne odeur à une mauvaise. Ils reposent de l'infection permanente, ils consolent, ils délectent, ils vivifient les nerfs olfactifs, ces premiers nerfs de tous, en avant-garde, si délicats, si sensibles et qui doivent avoir une grande influence sur le cerveau.

V

ÉPIDÉMIE DE CROUP

Faut-il que la théorie de l'inflammation, des antiphlogistiques et des émissions sanguines soit immense et vivace, bien fondée et éternelle pour qu'elle renaisse sans cesse de ses cendres, sous les yeux de ceux mêmes qui l'ont brûlée de leurs mains. Je suis un peu de cette génération qui ne veut plus supporter jusqu'au seul nom d'Inflammation? mais j'ai souffert de sa condamnation et de sa proscription. J'ai supposé qu'il y avait quelque exagération et quelque injustice à son égard et je suis resté quand-même en sentiment et en intelligence avec elle.

J'ose à peine dire que j'ai considéré depuis longtemps le croup comme une inflammation, une inflammation spéciale, sèche, plastique, qui, au lieu de fournir des sécrétions séreuses, muqueuses, glaireuses, sanguinolentes, fluentes, en fournit de compactes, membraneuses, adhérentes, obstruantes et asphyxiantes; — Et que le traitement dans beaucoup d'occasions est celui de la bronchite et de la pneumonie intenses et inflammatoires. Avec le temps et l'étude, qui constituent l'expérience, les faits se sont multipliés devant moi, ils m'environnent, ils me pressent de plus en plus et me poussent à en proclamer l'evidence.

Les épidémies de croup ne sont pas aussi nombreuses que celles de varioles ou de fièvres éruptives; tout le monde n'est pas obligé d'y passer, mais elle sont infiniment plus dramatiques: 4 ou 5 cas dans un quartier, 10, 20 ou 30 dans une ville et sa banlieue s'érigent aux cris de tous en épidémie épouvantable. Je viens d'en avoir dix cas dans la même quinzaine, et je vais les rapporter, à ma manière de discuter par les faits, en les racontant tels qu'ils se sont passés.

1e *Observation*

Du 21 mars au 1 avril 1887 — Dans une famille de nos amis, riche et lettrée, un petit garçon, de 2 ans 1/2, est pris du croup. Je le fais vomir le 1er et le 2e jour, et transpirer le soir. Je lui donne un look au kermès et je commence un traitement humectant pour ramollir, dissoudre les fausses membranes. Je lui cautérise matin et soir la partie accessible, celle à laquelle tous s'attaquent étroitement, avec du miel rosat et de l'alun, ou du jus de citron, à la préférence d'un des parents.

Au bout de 3 jours on m'adjoint un jeune confrère, qui cautérise plus souvent, avec de l'acide phénique, ou le nitrate d'argent. Il ne dit rien des délayants, des évacuants, mais il parle le langage actuel de la septicémie. Il recommande le vin et les consommés pour prêter au corps plus de résistance et il ne me propose pas la trachéotomie, quoique ce soit en cette vue qu'il ait été mandé.

Deux jours après on nous adjoint un troisième médecin, de moyen âge, qui ne se préoccupe, lui, que de la contagion, que de la septicémie, de la décomposition du sang et de la généralisation de la diphthérie gangréneuse, et il insiste davantage sur le vin, le café, les jus de viande, les peptones, les potions spécifiques, les cautérisations à l'acide phénique, au sublimé corrosif, et des vapeurs en permanence dans toute la chambre au goudron, à l'essence de térébenthine, les anti-microbes les plus actifs.

La grand'mère, qui est une femme d'esprit et de décision, veut assister à une de nos consultations, et elle nous pose à chacun la question personnelle : « Monsieur, si c'était votre enfant, consentiriez-vous à la trachéotomie ? — Non, madame ; le vôtre boit, avale, mange, parle, son isthme du gosier est désobstrué, le mal est plus profond, bien au-dessous du larynx. — Et vous monsieur Duché, qui êtes aussi père de famille ? Madame je ne la laisserais pas faire. — Et vous, monsienr Besson, qui venez d'en faire une si heureuse ? — Madame je trouve aussi le cas trop grave et j'y renonce.

Les lendemains, 27 et 28 mars, le malade n'allait ni mieux ni plus mal, malgré nos soins assidus ; nous lui faisions 12 visites par jour et 6 ou 8 cautérisations ; et la famille penchait toujours vers la trachéotomie. Alors ce fut moi qui la proposai et qui décidai mes jeunes confrères : le malade se prolonge, les parents tiennent à l'opération, il n'y a pas de susceptibilité à revenir sur notre premier avis, et notre parti étant pris, nous agirons sans aucune hésitatton.

L'opération a cependant été périlleuse, la trachée tubulaire était difficile à saisir, et le pauvre petit a été quelques instants entre nos mains *jam-jam moriturus*. Enfin l'ouverture a pu être exécutée, la canule passée et il est revenu de sa syncope asphyxique.

La première soirée se passe très bien et le lendemain aussi. Il respire, il avale, il est plus calme, il joue sur son lit avec ses hochets, et quoique aphone, muet, il se fait comprendre par signes. Nous étions émerveillés.

Mais le 31, le râle croupal, profond, redouble, la respiration s'accélère, la toux faiblit, le visage se décompose, et le 1er avril, malgré ce retour de quelques heures, cette espérance éphémère, cette espérance d'Orphée (1), il fallut rendre à la nature, arroser de larmes et couvrir de fleurs cet enfantelet si grâcieux, si chéri.

(1) *Jam superas veniebat ad auras.*

2e *Observation*

Pendant ce temps, le 28 mars, sur mon terrain, dans le vaste hopital disséminé de mes usines, là où je suis moins esclave du monde et de la mode, je suis rappelé avec instance, rue Victor-Hugo, n° 23, auprès du petit Depège, de 2 ans et 4 mois, qui a un croup tenace depuis deux jours. Je l'ai fait vomir une fois, Ma sœur Augustine une deuxième; il ne va pas mieux, on s'alarme et on envoie chercher des médecins de tous côtés. — J'arrive enfin. Eh bien! il a le croup profond, une inflammation sèche, membraneuse du poumon. Le vomitif n'a pas suffi. Mettez-lui 4 sangsues, 2 à chaque cheville en dedans.

Elles saignent plus, semble-t-il, que de raison ! — Le lendemain l'oppression, la toux de bête, le tirage, cette affreuse convulsion des muscles abdominaux et respirateurs, avaient cessé.

Le surlendemain ce petit était au cou de sa mère, dans une maison à côté, chez sa grand'mère, au milieu d'un groupe de femmes qui me disaient familièrement : « Vous vous êtes bien fait attendre, mais vous êtes arrivé à point ; car un autre n'aurait pas fait comme vous, n'aurait pas ordonné des sangsues ; — Et nous reconnaissons toutes que vous l'avez sauvé.

3e *Observation*

29 mars. — Rue Saint-Victor, le petit Aucouturier, quatre ans et demi, enfant précoce, coloré, développé, vivant largement avec ses parents, ouvriers verriers, buvant vin et café, a le croup à la gorge et profondément dans le poumon. Le vomitif ni les sudorifiques ne l'ont pas débarrassé. Dans ces occasions, dis-je à ces gens intelligents, ce qui me réussit le mieux, ce sont les sangsues aux pieds. Mais défiez-vous, elles saignent quelquefois trop ! on les lui met avec peine et on les arrête trop tôt. Il est soulagé, le râle a disparu, il boit, il mange, il s'amuse sur son lit avec ses jouets, je le surprends enfilant son aiguille et faisant de la tapisserie. Mais le mal latent continue, il reparaît, il redouble et ce bel enfant succombe le 8 avril.

Sans ma timidité, sans le discrédit, l'anathème jeté sur les évacuations sanguines, suivant ma première manière, dans ma jeunesse pleine de harliesse et de fortune médicales, j'aurais pratiqué à ce vigoureux bambin une saignée du bras de 200 grammes! si l'inflammation couenneuse avait avait persisté, je lui aurais mis des sangsues ; j'aurais continué, si la maladie avait résisté, la médication à l'antimoine, aux humectants et aux évacuants. Et n'eussé-je pas gagné la bataille, j'aurais du moins combattu plus vaillamment *et secundum artem.*

4e *Observation*

31 mars, 10 mai. — Toujours dans la même semaine, la femme Chaumont, de nos Produits chimiques, nous apporte à la consultation de la Glacerie une petite fille de trois ans, avec la toux croupale et le cachet blanc aux amygdales et au palais : vomitif, puis looch au kermès. — Le croup persiste, re-vomitif. — Il persiste encore? j'hésite parce que ces enfants ne sont pas fortement nourris. Cependant, Ma sœur m'encourage du regard et j'ordonne mes quatre sangsues.

Sur ces entrefaites, la marraine survient et dit : « Je ne veux pas que ma filleule meure sans avoir été vue par un autre médecin. » Elle amène un de mes excellents confrères, un peu bourru mais bienfaisant, qui, dès l'escalier s'écrie. Oh! j'en ai entendu assez, c'est le croup. Apportez ce petit à la fenêtre, et une cuillère. » Il abaisse la langue : « Voyez-vous ces peaux blanches, elles vont s'épaissir et s'étendre dans les bronches et étouffer votre enfant. Il a assez vomi, recommencer serait l'épuiser, je vous ordonnerai bien une potion au chlorate de potasse mais le croup est trop fort, il ne survivra pas. »

« Avez-vous d'autres enfants? — Cinq, réplique la mère. — Eh bien! il faut les éloigner, si vous voulez en garder. — Et! où voulez-vous que je les envoie? — chez vos parents. — Je n'ai qu'une sœur, aussi gênée que moi. — Alors tant pis. »

« Voilà donc où en est réduit le pauvre monde, cria la mère : à perdre ses enfants parce qu'on n'a pas le moyen de les éloigner dans les maladies contagieuses; il n'y a que les riches qui peuvent les racheter. »

La femme Chaumont, son plus petit bébé de dix mois sur le bras, vient en pleurant rendre compte de la consultation à la Sœur qui lui répond : « ce qu'on vous a dit n'est pas impossible, mais la contagion n'est pas toujours si cruelle; faites tout de même ce que vous a conseillé M. Dechaux, nous en avons sauvé bien d'autres, et tels et tels. »

Elle met donc ses sangsues, qui saignent trop! une hottée de linges ensanglantés, que je surprends à ma visite du lendemain. Mais l'enfant se prolonge, elle continue la médication modérément évacuante. Elle boit du lait, du bouillon, elle mange des bouchées de pain sec. Elle a fait des peaux blanches couenneuses dans ses selles. Elle languit quinze jours, quinze jours encore de convalescence et elle guérit. Et ses quatre frères si menacés, qui n'ont pas quitté la place, ne contractent rien!!

5e *Observation*

6 et 9 avril. — Bassin du canal, près la pharmacie de notre Verrerie, Dubost, du bateau le *Navigateur*, enfant de trois ans et demi, terrible, vif comme la poudre, agile comme un mousse, courant pieds nus d'un bateau à l'autre, a chaud, a froid et prend le croup à la gorge et dans la profondeur du poumon, avec le râle caractéristique que toutes les mères expérimentées reconnaissent : « Mettez-lui tout de suite des sangsues pour faire tomber l'inflammation, faites-le boire, tâchez de le faire suer,

et demain donnez-lui un vomitif. Il se débat comme un petit diable; les sangsues ne s'attachent qu'à un pied, mais elles saignent beaucoup. Le lendemain on lui entonne de force l'émétique qui opère néanmoins, — trois jours après, il était guéri, — et six semaines ensuite, à un second chargement, le batelier Dubost venait me remercier.

6e *Observation*

2 avril et 18 mai. — Rue des Jardiniers, Perché, brave coquetier, aisé, qui me doit la vie et sa fortune, survivant à une belle opération de hernie étranglée que je lui ai faite il y a quarante-cinq ans, a un de ses petits enfants de sept ans, atteint du croup à un haut dégré... Mon cher, le meilleur traitement du croup que j'aie expérimenté, chez les enfants bien constitués, est de commencer par une saignée ou des sangsues, et les sangsues agissent d'autant plus efficacement qu'on les échappe ou saignent plus qu'on ne voudrait. Donc sangsues à saigner beaucoup.

Elles déterminent, chez cet enfant de sept ans, bien nourri, une détente marquée, mais la maladie se prolonge. Je reviens au vomitif, au kermès, aux prises de calomel et de scamonée, aux potions chloratées et calmantes; je fais placer une mouche de Milan de chaque côté de la poitrine. Je traite enfin cette inflammation diphthéritique à peu près comme une pneumonie grave et je sauve encore mon malade.

Je n'ai pas cautérisé ici, parce que l'enfant se débattait fortement et parce que, il faut bien le dire, la cautérisation est souvent un moyen illusoire : elle ne guérit pas plus de la diphthérie que de la syphilis!! ce sont des maladies générales, l'une et l'autre, auxquelles il faut un traitement général.

Etait-ce bien un croup auquel nous avions affaire? Il en avait la voix, le cachet, le râle, l'anxiété, le tirage. Il a rendu des matières blanches, des peaux dans ses selles; ses deux vésicatoires se sont recouvertes de couenne tenace, longues à se détacher. Il a eu et il a encore la paralysie des diphthéries graves, il tombait sur son siège, et il ne marche qu'en traînant les jambes.

Il parle, il avale difficilement, sa voix ne vibre pas, il s'engoue, ses boissons remontent par le nez; il a la paralysie du voile du palais; il est strabique, il a le visage étrange, ataxique; il est en effet égaré, silencieux, absorbé, il a un degré d'idiotisme. Peut-on rencontrer plus de symptômes réunis d'une maladie générale?

Enfin, nouvelle confirmation, sa petite sœur de deux ans, vient d'être envahie aussi, mais elle, à un dégré léger, et les vomitifs lui ont suffi.

8e, 9e et 10e *Observations*

Je me suis rencontré le 25 avril, rue de la République, avec mon collègue, M. Mercier, pour un croup qui s'était amendé après un premier émétique et qui récidivait. J'avouai franchement que, dans ces occasions je tirais du sang. Les parents ne s'en soucièrent pas, un deuxième vomitif a suffi; l'enfant était habillé, debout, c'était un cas léger.

13 mai. — Même rue, chez un grand jardinier, une fillette de deux ans a le croup. Je la fais vomir, bien boire, bien transpirer. Elle a guéri de suite, en deux jours.

19 mai. — Même résultat, rue de Bretonie, chez André, un des surveillants à la verrerie, pour un enfant de trois ans, frais, coloré et auquel je m'apprêtais à appliquer un traitement plus actif en

rapport avec sa constitution, si le mal eût résisté.

Dans toutes les épidémies, toutes les maladies, il y a des cas graves et des cas légers, et ce n'est pas la peine de chausser le cothurne et de prendre la massue d'Hercule pour écraser un ciron.

Je ne suis donc pas de ceux qui saignaient toujours ni de ceux qui ne saignent jamais, ni jamais n toujours. Je prends parti suivant l'occasion, et quelquefois, dans le croup surtout, elle est prompte, *occasio prœceps,* inspiré par la nature, par les anciens et les modernes, *ab antiquis et a recentibus,* et je viens rendre compte de ma longue carrière et déposer mes traitements devant le tribunal de la science.

11e *observation*

10 juillet 1887, place Saint-Paul, Petitalot, 4 ans et demi, enfant fort, coloré, a le croup, et l'émétique répété ne l'a pas arrêté. Je suis chez des gens prévenus et je ne leur propose qu'avec timidé quelques sangsues ? Elles sont acceptées à contrecœur et on les laisse peu saigner. — Ce bel enfant ne se sauve pas et constitue un échec dans notre traitement antiphlogistique.

12e *observation*

Mais, dix jours plus tard, rue de la Paix, chez des forgerons, Dieu Jules, enfant de 13 mois, encore au sein, est bien pris, et les vomitifs n'ont fait tomber ni la toux caractéristique, ni l'oppression anxieuse, ni les peaux blanches du gosier, ni les dangers? « Consentez donc aux sangsues de M. Dechaux, lui crient les voisines!... » On en présente quatre pour être sûr que deux au moins prendront. Elles prennent toutes et saignent beaucoup. Le lendemain, l'enfant est pâle, anémié, exsangue, un peu effrayant. Toutefois le timbre affreux, sauvage, précurseur de la mort, avait cessé, et la respiration avait de la tendance à se rétablir. Le petit se laissait aller dans son berceau, sur les bras de sa mère, de tout son poids, de tout son long. — Il était sauvé.

Anatomiquement, le jeune enfant, tout de sang, de lymphe, d'humeurs, de liquides limoneux, gélatineux, et physiologiquement tout de nutrition, de sucs en circulations, de molécules en mouvements, végétatifs, herbacés en quelque sorte, perd une partie de ses éléments, de ses tissus, de sa substance, et les refait à peu près comme les végétaux, comme les herbes, les petits blés, foulés, desséchés, souffreteux, comme les plantules qu'on brise, qu'on coupe, dont on fait couler et perdre la sève et qui reprennent tout de même. Semblablement les enfants, à la vie élémentaire, supportent mieux qu'on ne se l'imagine les soustractions de sang.

13e *observation*

Au milieu de tous ces croups avais-je accumulé en dedans de moi des microbes, des germes de Diphthérite, que ma vitalité diminuée, fatiguée, n'avait pu annihiler ; — ou bien le refroidissement les fait-il naître de toutes pièces?... Toujours est-il que du 14 au 16 août je suis allé en Auvergne, chez mes enfants, près de Rondan, passer ces trois jours de fête. A Gannat et à Vichy, j'ai été surpris par les orages, la pluie et un énorme abaissement de température, de 34 à 16 et à 12 degrés : et j'ai été saisi d'un mal de gorge exceptionnel, âpre, sec, déchirant, avec le pointillé blanc manifeste sur les amygdales. — On a pu me retenir quatre heures de plus au lit, j'ai un peu transpiré et on m'a cautérisé avec du miel Rosat et de l'alun. Je n'ai payé qu'à moitié de ma personne, et je suis revenu, malgré tout, la nuit du 16 à Montluçon, pour remplir mes devoirs. J'ai fait face à mes urgences, cependant mes domestiques m'ont arrêté à peu près deux jours, et j'ai diminué de mes services ce que j'ai pu. Mais j'ai cruellement souffert dans la tête, dans le nez, les yeux, les sinus frontaux et maxillaires. J'avais, en pleine canicule, la peau et les chairs grippées, les frissons dans les reins, dans les os, et la fièvre, les nuits surtout. Bientôt mon mal de gorge m'est descendu dans la poitrine, et pendant un mois j'ai toussé et été atteint de partout.

C'est que l'angine est un mal local et général, comme la bronchite et la fluxion de poitrine. Les médecins actuels, dans la théorie microbienne où ils sont lancés, se cramponnent à cet axiome que la vie supérieure tue la vie inférieure, que la force surmonte la faiblesse, que la santé se défend et triomphe des animalcules, des sporules, des moisissures, des *micro-vers* qui nous envahissent tout vivants et qui sur nous-mêmes attendent déjà leur proie. Aussi, suivant le système de Brown, ils s'évertuent, à nous fortifier, nous tonifier, nous corroborer extraordinairement par tous les agents possibles : consommés, jus de viandes, peptones, extraits les plus succulents, aliments les plus riches ; boissons généreuses, vins, eau-de-vie, café, thé, etc.; — en même temps qu'ils nous tiennent dans une atmosphère, en imbibition d'antiseptiques corrosifs des microbes, — et non moins de nos tissus les plus tendres.

Toutefois, ce n'est pas le moment de nous bourrer de tous ces excitants. Ils sont bons, passagèrement, pour provoquer une réaction, pour soutenir des soldats affamés, pour relever d'une prostration, d'une insuffisance nutritive, d'une dépression nerveuse. Mais ils ne rendent pas la véritable force, la vitalité foncière qui nous fait en réalité résister à ces influences délétères, qu'ils appellent des microbes, des bactéries, des bacilles, des sporules, des germes de mort, des êtres microscopiques qui s'abattent sur nous. Ce qui fait la vitalité foncière, c'est la propreté, la netteté, l'intégrité de nos solides, — la pureté de nos liquides, — et la survivance de notre *anima* recteur et réparateur, au milieu des troubles et des atteintes qui nous compromettent. — Pour que nos rouages ne s'arrêtent pas de rouler, ils ont besoin d'huiles, de synovise lubrifiantes, moins boueuses, moins épaisses, moins siccatives et encrassantes. — Pour que les circulations puissent s'effectuer, il leur faut des passages entr'ouvertes, praticables, moins obstrués, et un sang encore fluide, perméable, filtrable à travers les capillaires et les granulations, — et des lymphes pas trop vieillies, trop tranchées, trop altérées, pour entretenir quelque fraîcheur, quelque humidité dans les corps enfiévrés.

Pour qu'un malade puisse guérir, il est nécessaire que le mécanisme de son corps ne soit pas trop compromis, qu'il subsiste un reste d'ordre dans le désordre qui le bouleverse, et que, tombé, il puisse encore lutter. Ce sont ces conditions de la vie libre et efficacement défensive qu'il est nécessaire de chercher à maintenir et à rétablir. C'est cette harmonie, cet accord, ce *consensus* entre tous les organes et tous leurs éléments qu'on doit viser pour ranimer la vie compromise et la rendre assez persistante et résistante, capable de se défendre contre les mortifères qui l'assiègent.

Sans doute c'est avec quelque raison qu'on se préoccupe éminemment du système nerveux; de le calmer, de l'engourdir, de le suspendre, de l'étouffer momentanément pour le retrouver au réveil mieux, la surexcitation et l'égarement atténués ou passés. C'est la raison de la *sinistre*, mais n'est-ce pas la raison de la *dextre* de songer : — aux matières altérantes qui nous ont pénétrés, qui sont restées en dedans de nous où qui s'y sont développées ; l'élimination, la dépuration alors, les purgations bien entendues, pour nettoyer, débarrasser l'organisme de tant de corpuscules qui le gênent, n'ont-elles pas leur importance ? — Devant tant de troubles de la circulation du sang, molimen hémorrhagique, congestions, stagnations, coagulations sur les membranes, dans les granulations, dans les viscères, dans les lobes et les lobules, n'est-il pas rationnel de rappeler la *dive* saignée ou les évacuations sanguines qui constituent le plus précieux moyen des temps les plus reculés et des plus savants médecins ? — Et que dans le repos, absolu ou relatif, sous la sage et bienfaisante *expectation* s'accomplissent les réparations les plus merveilleuses de la science et de la nature ?

FIN

TABLE DES MATIÈRES

EMILE COLIN. — IMPRIMERIE DE LAGNY.

BIBLIOTHÈQUE SCIENTIFIQUE CONTEMPORAINE

A 3 FR. 50 LE VOLUME

Nouvelle collection de volumes in-16, comprenant 300 à 400 pages, imprimés en caractères elzéviriens et illustrés de figures intercalées dans le texte.

(Envoi franco contre un mandat postal.)

La *Bibliothèque scientifique contemporaine*, d'un format commode et d'un prix modique, s'adresse à tous ceux qui, désireux de ne pas rester étrangers au mouvement scientifique de leur époque, n'ont ni le temps ni la facilité de recourir aux sources.

Les questions d'actualité sont présentées avec des développements en rapport avec leur importance, et débarrassées des formules techniques; les nouvelles découvertes et les nouvelles applications de la science sont exposées à mesure qu'elles se produisent; les recherches originales sont vulgarisées par leurs auteurs.

Ménager le temps du lecteur, et lui présenter ce qu'il a besoin de connaître sous une forme condensée et attrayante, tel est le but que se proposent les auteurs qui ont promis leur concours à cette œuvre de vulgarisation.

Aucune traduction n'est admise à prendre place dans la collection : il n'est publié que des livres originaux, par des auteurs écrivant en langue française.

Parmi les plus illustres représentants de la science, qui concourent à la rédaction de la *Bibliothèque scientifique contemporaine*, nous citerons : MM. de Quatrefages et Albert Gaudry, de l'Institut et du Muséum ; M. Fouqué, de l'Institut et du Collège de France ; M. Duclaux, de la Faculté des sciences ; MM. Brouardel et Gabriel Pouchet, de la Faculté de médecine ; MM. Bouant et Maurice Girard, de l'Enseignement secondaire ; M. Foville, inspecteur des établissements de bienfaisance ; M. de Baye, de la Société des Antiquaires de France, etc.

Paris n'est pas seul à fournir à la *Bibliothèque* ses collaborateurs. Au nombre des savants qui lui prêtent le concours de leur talent, nous citerons : MM. Beaunis, Léon Garnier et Schmitt, de la Faculté de Nancy; M. Azam, de la Faculté de Bordeaux; MM. Cazeneuve, Debierre et Max Simon, de la Faculté de Lyon; M. Moniez, de la Faculté de Lille; M. Girod, de la Faculté de Clermont-Ferrand; MM. Bourru et Burot, de l'Ecole de Rochefort; M. de Saporta, correspondant de l'Institut, à Aix; M. de Folin, à Biarritz; M. Cullerre, à la Roche-sur-Yon; M. Ferry de la Bellonne, à Arles, etc.

En Belgique et en Suisse, M. Léon Frédéricq, de l'Université de Liége; M. Herzen, de l'Académie de Lausanne.

Dans le cadre de cette *Bibliothèque* sont comprises toutes les sciences physiques, chimiques, naturelles et médicales.

Parmi les sujets traités, nous signalerons :

En physique : *la Prédiction du temps, la Photographie en voyage.*

En chimie : *Le Lait, la Coloration des vins, les Ferments et les fermentations, l'Eau, la Chimie de l'alimentation.*

En applications industrielles des sciences : *La Galvanoplastie et l'Electro-métallurgie, l'Électricité à domicile.*

En géologie et en paléontologie : *Les Ancêtres de nos animaux, les Tremblements de terre.*

En anthropologie : *les Pygmées, l'Homme avant l'histoire, la France préhistorique, l'Archéologie préhistorique.*

En zoologie : *Sous les mers, la Lutte pour l'existence chez les animaux marins, les Parasites, les Abeilles.*

En botanique : *La Vie des plantes, la Truffe, les Maladies de la vigne, l'Origine des arbres cultivés.*

En physiologie : *Le Magnétisme et l'hypnotisme, le Somnambulisme provoqué, la double conscience et les altérations de la personnalité, l'Activité cérébrale, la Suggestion mentale.*

En hygiène et en médecine : *Les Microbes et les maladies, le Secret médical, les Frontières de la folie, le Nervosisme et les névroses, la Criminalité, les Maladies de l'esprit, les Nouvelles institutions de bienfaisance.*

Opinion de la presse.

Dans ces dernières années, les sciences ont fait de rapides progrès; elles ont entrepris l'étude ou donné déjà la solution de nombreux et importants problèmes. Les savants n'ont pas besoin qu'on leur décrive ce mouvement, qui est leur œuvre; mais les gens du monde, les personnes à l'esprit cultivé ne sauraient le contempler avec indifférence. C'est dans le but de mettre à leur portée les dernières acquisitions de la science que la librairie J.-B. Baillière et fils vient de fonder la *Bibliothèque scientifique contemporaine :* en quelques pages, d'une lecture facile, les hommes spéciaux y exposent les questions nouvelles, à la solution desquelles ils ont plus ou moins contribué. (*Revue scientifique*, 7 avril 1886.)

La librairie J.-B. Baillière et fils inaugure une *Bibliothèque scientifique contemporaine* dont elle a déjà publié dix volumes.

Nous espérons que les volumes annoncés comme devant paraître seront dignes de leurs aînés; les noms des auteurs nous en sont, du reste, un sûr garant.

Dr P. CHÉRON, *Le National*, 17 août 1886.

Le succès de la *Bibliothèque scientifique contemporaine* est assuré, autant par la valeur des œuvres qu'elle publie que par son bon marché et son élégance. (*La Science en famille.*)

La *Bibliothèque scientifique contemporaine* promet une série de livres utiles et pratiques, qui nous permettent de lui pronostiquer un succès complet et mérité.

H. FÈVRE, *France médicale*, 25 septembre 1886.

Les gens du monde sont gens heureux, chacun s'empresse à leur faciliter l'accès des sciences qui resteraient lettre close pour eux, si toujours ne se rencontraient écrivains et éditeurs, désireux de récolter leurs suffrages. La *Bibliothèque scientifique contemporaine* est la preuve de ce fait. Nous suivrons avec un vif intérêt son développement, car nous sommes de ceux qui pensent que la science ne perd pas à être vulgarisée — c'est le terme irrespectueux d'usage — et que, lorsque ses admirateurs seront plus nombreux en notre pays, la haute culture à laquelle chaque nation doit tendre, n'en sera que plus certaine.

Dr JUHEL-RÉNOY, *Archives générales de médecine.*

LES PYGMÉES

LES PYGMÉES DES ANCIENS, D'APRÈS LA SCIENCE MODERNE, LES NEGRITOS OU PYGMÉES ASIATIQUES, LES NEGRILLES OU PYGMÉES AFRICAINS, LES HOTTENTOTS ET LES BOSCHIMANS

Par A. DE QUATREFAGES

Professeur au Muséum, membre de l'Institut

1 vol. in-16 avec figures.......................... 3 fr. 50.

L'histoire des races humaines a le privilège d'attirer l'attention de tout homme instruit, qui désire savoir d'où nous venons et où nous allons.

M. de Quatrefages, dont les travaux ont toujours un si grand retentissement et une si grande influence, présente aujourd'hui sous une forme littéraire, qui n'exclut en rien la précision scientifique, les vicissitudes d'un type humain curieux à plus d'un titre.

Les petits nègres sont à peu près partout dispersés, morcelés, et souvent traqués par des races plus grandes et plus fortes; ils ne se trouvent plus sur certains points du globe qu'ils ont jadis occupés, et sont en voie de disparition sur bien d'autres. Ils n'en ont pas moins eu dans le passé leur temps de prospérité; ils ont joué un rôle ethnologique très réel. Enfin, ils sont devenus le sujet de légendes qu'ont accueillies les poètes et que n'ont pas dédaigné de nous transmettre les plus sérieux auteurs classiques.

Placer la vérité scientifique en regard de ces fables, montrer ce que sont en réalité les Pygmées de l'antiquité, ce qu'ils sont devenus au milieu des contrées sauvages de l'Asie et des déserts de l'Afrique, tel est le but que l'auteur s'est proposé.

LE LAIT

ÉTUDES CHIMIQUES ET MICROBIOLOGIQUES

Par DUCLAUX

PROFESSEUR A LA FACULTÉ DES SCIENCES DE PARIS
ET A L'INSTITUT AGRONOMIQUE

1 vol. in-16, avec figures.............................. 3 fr. 50

Le lait joue un rôle important dans l'alimentation et dans l'industrie agricole; il est l'objet de nombreuses altérations et falsifications. Il était nécessaire d'en présenter une étude complète où la question fût envisagée sous toutes ses faces.

C'est ce travail qu'a entrepris M. Duclaux; et il considère le lait suivant les diverses formes qu'il revêt avant d'entrer dans la consommation : *lait*, *beurre* et *fromage*.

Il consacre une première partie au *beurre*, et il étudie la constitution physique du lait, l'analyse du beurre, l'action de la lumière et de l'oxygène, l'action des microbes sur la matière grasse du lait.

La seconde partie comprend l'étude de la *caséine*, de la présure, de la caséase et des éléments du lait, l'exposé des méthodes d'analyse du lait et d'un nouveau procédé.

La troisième partie, intitulée le *fromage*, traite de la coagulation du lait par la présure, des microbes aérobies et anaérobies de la maturation des fromages, de l'analyse des fromages, de la composition des divers fromages (Cantal, Brie, Roquefort, Gruyère, Parme et Hollande).

Grâce aux travaux de M. Duclaux, qui comprennent à la fois la partie chimique et microbiologique de la question, l'étude du lait est entrée dans une voie pratique, qui assure le succès des recherches qui seront tentées dans cette direction.

LE SOMNAMBULISME PROVOQUÉ

ÉTUDES PHYSIOLOGIQUES ET PSYCHOLOGIQUES

Par H. BEAUNIS

Professeur à la Faculté de médecine de Nancy

DEUXIÈME ÉDITION

1 vol. in-16, avec figures.......................... 3 fr. 50

Parmi les nombreuses publications relatives à la suggestion et à l'hypnotisme, une des plus importantes est celle du professeur Beaunis.

L'autorité de l'auteur, qui est un de nos meilleurs physiologistes, qui a publié le livre le plus suivi comme *Traité complet de physiologie*, et qui a certainement appliqué dans toute leur rigueur à ces expériences les lois de la méthode expérimentale, donne un poids considérable à ces récits qui ouvrent à l'esprit des perspectives troublantes.

(*Polybiblion.*)

Dans cet exposé de patientes recherches faites à Nancy, avec MM. Liebault, Bernheim et Liégeois, M. Beaunis s'est attaché à ne parler que des faits précis et parfaitement clairs.

Toutes ses observations ont été contrôlées par des instruments dont les indications éloignent toute idée de simulation chez les sujets observés; on peut donc tenir tout ce qu'il avance comme parfaitement démontré.

L'auteur indique les procédés qu'il emploie pour déterminer le sommeil hypnotique et expose les résultats vraiment surprenants qu'il obtient à l'aide des suggestions.

HYPNOTISME
DOUBLE CONSCIENCE
ET ALTÉRATIONS DE LA PERSONNALITÉ

Par le Dr AZAM

PROFESSEUR A LA FACULTÉ DE MÉDECINE DE BORDEAUX

Avec une préface par M. le Professeur CHARCOT.

1 vol. in-16, avec figures .... 3 fr. 50.

Tout le monde sait, chose incontestée aujourd'hui, que M. Azam fut un initiateur dans l'étude des phénomènes hypnotiques. Braid avait annoncé ses découvertes; les circonstances permirent à notre collègue de les contrôler et de les analyser.

La préface de M. Charcot met en lumière la part si importante prise par M. Azam dans l'étude de faits qui jadis tenaient du merveilleux et qui aujourd'hui n'étonnent plus personne.

Le volume qui vient de paraître devra être consulté par tous ceux, physiologistes ou psychologistes, qu'intéressent les recherches sur les phénomènes nerveux centraux.

Les études de M. le professeur Azam sont exposées avec lucidité; elles sont empreintes d'un cachet scientifique absolu et ne sauraient se prêter au moindre doute sur leur complète authenticité.

Journal de médecine de Bordeaux, 13 février 1887.

Aujourd'hui que l'hypnotisme est arrivé à conquérir définitivement sa place parmi les faits de la science positive, il y aurait de l'injustice à oublier les noms de ceux qui ont eu le courage d'étudier cette question à un moment où elle était frappée d'une réprobation universelle. M. Azam a été l'un de ces initiateurs; le premier en France, il a cherché à contrôler par des expériences personnelles les résultats annoncés par Braid.

Les recherches de M. Azam n'ont pas seulement un intérêt historique; l'analyse y retrouve la plupart des phénomènes somatiques et psychiques d'anesthésie, d'hypéresthésie, de contractures, de catalepsie, que l'on a appris depuis cette époque à produire à volonté, selon un déterminisme rigoureux, en s'adressant à une catégorie spéciale de sujets.

La Loi, 1er mars 1887.

MAGNÉTISME ET HYPNOTISME

EXPOSÉ DES PHÉNOMÈNES OBSERVÉS PENDANT
LE SOMMEIL NERVEUX PROVOQUÉ, AVEC UN RÉSUMÉ HISTORIQUE
DU MAGNÉTISME ANIMAL

Par le Dr A. CULLERRE

Deuxième édition

1 vol. in-16 avec 23 figures........................ 3 fr. 50

La question du sommeil magnétique ou hypnotique est actuellement à l'ordre du jour. Tout le monde s'intéresse à ces phénomènes, surtout aux faits prodigieux de la suggestion hypnotique, tout le monde en parle, mais trop souvent sans en avoir la notion bien précise et l'idée bien nette.

M. le Dr Cullerre s'est proposé de mettre cette grave question à la portée de tous les esprits, en résumant tout ce qui a paru à ce sujet.

Son livre, composé sur un plan excellent, clairement écrit et sans le moindre pédantisme scientifique, est un exposé très méthodique des phénomènes observés pendant le sommeil nerveux provoqué.

F. D., *Journal des Débats.*

L'ouvrage que M. Cullerre offre aujourd'hui au public es un résumé clair, méthodique de tout ce qui a été dit et écrit sur le magnétisme et l'hypnotisme depuis les temps les plus reculés jusqu'à nos jours. Les larges emprunts que l'auteur a faits aux travaux récents de MM. Charcot, Richet, Dumontpallier, Liégeois, Féré, Beaunis, Bernheim et Tucke en font un ouvrage scientifique que les médecins et les magistrats consulteront avec fruit.

Ce livre est de ceux qu'on lit en entier, après en avoir lu la première page : c'est le plus grand éloge que nous puissions en faire.

Dr Taguet, *Gaz. hebd. des sciences médicales.*

NERVOSISME ET NÉVROSES

HYGIÈNE DES ÉNERVÉS ET DES NÉVROPATHES

Par le Dr A. CULLERRE

1 vol. in-16.......................... 3 fr. 50

D'où provient l'extrême fréquence des désordres du système nerveux à l'époque actuelle, et comment l'éviter? Questions que se posent, sans pouvoir les résoudre, bien des gens intéressés cependant à voir clair dans leurs propres souffrances. C'est pour eux que le Dr A. Cullerre vient de publier un fort intéressant volume, *Nervosisme et Névroses, Hygiène des énervés et des névropathes.*

A côté des préceptes purs de l'hygiène, qui forment comme le fond classique de son travail, et qu'il a traité en plusieurs chapitres d'une lecture facile, le Dr A. Cullerre a tracé à grands traits l'esquisse des influences nocives de la civilisation sur le système nerveux des *névropathes,* auxquels est dédié ce livre, dans lequel ils puiseront, s'ils veulent bien le parcourir, un grand nombre d'enseignements profitables à leur santé.

L'Hygiène pratique, 10 avril 1887.

Voici le sommaire des principales divisions du livre :

I. — *Le Tempérament nerveux;* fréquence actuelle des troubles du système nerveux, le tempérament nerveux, les névropathes.

II. — *Les Circonstances générales qui influent sur le développement des troubles nerveux :* l'âge, le sexe, l'hérédité, les maladies, l'habitude névropathique.

III. — *Les Milieux :* l'atmosphère, les saisons, les climats, les vêtements, l'habitation, les villes et les campagnes.

IV. — *Les Aliments :* la chair, le lard, les œufs, les farineux et les féculents, les légumes verts et les fruits, les condiments.

V. — *Les Boissons :* le vin, la bière, le cidre, les vins alcooliques, les liqueurs, les boissons aromatiques.

VI. — *Le Régime :* ordonnance et composition.

VII. — *Les Excitants et les poissons :* le tabac, la morphine.

VIII. — *L'Exercice :* gymnastique, équitation, natation, danse, etc.

IX. — *Le Repos :* les distractions, les bains, le sommeil.

X. — *Les Sens :* le goût, l'odorat, la vue, l'ouïe, les besoins.

XI. — *Les Fonctions sexuelles :* les perversions, les désordres fonctionnels, etc.

XII. — *L'Intelligence :* l'éducation, le milieu social, la sensibilité morale.

LE SECRET MÉDICAL

Honoraires, Mariage, Assurances sur la vie, Déclaration de naissance Expertise, Témoignage, etc., etc.

Par P. BROUARDEL

Doyen de la Faculté de médecine de Paris.

1 vol. in-16 .... 3 fr. 50.

Je félicite l'éminent docteur d'avoir pieusement montré à ses disciples, à ses jeunes confrères, sous le patronage de l'honneur traditionnel que lui ont légué ses devanciers et ses maîtres, un grand devoir. En ne bornant pas ses leçons à des cours purement scientifiques, en leur enseignant en même temps que la pratique de leur utile profession, celle des vertus qui font sa force et sa dignité et peuvent seules leur assurer la pleine confiance à laquelle ils doivent aspirer tous, il a donné la meilleure preuve de la sollicitude qu'il leur porte, et justifié une fois de plus la grande et légitime considération dont il jouit, non seulement pour son savoir et son habileté dans son art, mais pour ses qualités de conscience et de droiture, qui sont celles de l'homme de bien.

Ch. Muteau, conseiller à la cour d'appel de Paris, *la Loi*, 21 novembre 1886.

Le livre de M. Brouardel a causé, dès son apparition, un vif émoi dans toutes les classes de la société. Les journalistes politiques l'ont violemment commenté, surtout à l'occasion de notre conduite au moment du mariage, lorsqu'un des conjoints est atteint d'une maladie réputée héréditaire.

Ce que nous ne saurions assez reconnaître, c'est l'influence morale que le livre de M. Brouardel va donner au corps médical en levant toutes ses hésitations, lorsqu'il se trouvera aux prises avec sa conscience.

Al. Josias, *Progrès médical*, 12 février 1887.

Cette question, toujours actuelle, est traitée par l'éminent professeur de médecine légale, avec une compétence et une autorité indiscutées, et il a nettement exposé l'état de la jurisprudence moderne, et les limites que la magistrature assigne au secret médical.

Dr Gallet-Lagoguet, *Tribune médicale*, 19 décembre 1886.

MICROBES ET MALADIES

Par J. SCHMITT

Professeur agrégé à la Faculté de Nancy

1 vol. in-16 avec 24 figures .... 3 fr. 50

L'ouvrage que M. Schmitt a consacré à l'histoire des microbes et à l'étude de leur rôle pathogénique ne laisse rien à désirer au point de vue de la clarté, et les gens du monde, qui ont le désir légitime de se familiariser avec les questions scientifiques modernes, le liront avec profit.

Revue scientifique, 7 août 1886.

Eloignant les considérations de technique microscopique et les discussions trop ardues, l'auteur s'est attaché surtout à être compris de tous et a mis son livre à la portée de tout homme instruit, quelle que soit sa profession.

L'ouvrage est divisé en deux parties :

Dans la première, M. Schmitt étudie les formes, la structure, la vie des microbes. Le chapitre sur le mode d'action des micro-organismes pathogènes est particulièrement remarquable, et on y trouve résumée l'importante discussion qui a eu lieu à l'Académie de médecine à la suite des communications de M. Gautier sur les ptomaïnes.

La seconde partie de l'ouvrage est consacrée à l'étude des maladies zymotiques ou infectieuses. Nous croyons devoir recommander les pages où sont recherchées les origines des agents infectieux, et, enfin, les considérations thérapeutiques qui terminent l'ouvrage.

Dr P. Cheron, *Le National*, 17 août 1886

LA COLORATION DES VINS

PAR LES COULEURS DE LA HOUILLE

MÉTHODE ANALYTIQUE ET MARCHE SYSTÉMATIQUE POUR RECONNAITRE LA NATURE DE LA COLORATION

Par P. CAZENEUVE

Professeur à la Faculté de Lyon.

1 vol. in-16 avec 1 planche........................... 3 fr. 50

M. Cazeneuve a réuni tous les documents relatifs à l'emploi, pour la coloration des vins, des matières colorantes extraites de la houille.

La première partie est consacrée à l'étude toxicologique de ces composés. Elle renferme les recherches originales faites par l'auteur, qui permettront à l'expert ayant à examiner les vins colorés par les substances dérivées de la houille, non seulement de conclure à la falsification puisque l'emploi de ces matières est formellement interdit, mais encore de dire si le vin soumis à l'analyse est susceptible de nuire à la santé, ce qui est très important au point de vue de la répression du délit.

M. Cazeneuve classe les matières colorantes dela houille en inoffensives et nuisibles, et il pense que les premières, proscrites d'une façon absolue pour la coloration des vins, pourraient être autorisées pour la coloration des produits artificiels de la liquoristerie et de la confiserie.

La seconde partie, consacrée à la recherche chimique des couleurs de la houille dans les vins, commence par un historique des nombreux procédés recommandés par les divers auteurs, puis énumère les caractères généraux du vin naturel, des vins fuchsinés, sulfofuchsinés, colorés par la safranine, les rouges azoïques, etc.

L'auteur passe ensuite en revue les orangés, jaunes nitrés, jaunes azoïques, destinés à donner aux vinsla couleur pelure d'oignon, les bleus ajoutés pour imiter la teinte des gros vins du Midi, etc.

Les chapitres suivants sont consacrés à la recherche et même au dosage de plusieurs matières colorantes artificielles réunies dans le même vin.

Nous trouvons ensuite les moyens de rechercher les couleurs dans les denrées alimentaires et les boissons autres que le vin. Un chapitre, consacré à l'analyse des colorants commerciaux, donne les réactions des plus importantes de ces substances.

La troisième partie intitulée: *Marche systématique pour reconnaître dans un vin les couleurs de la houille*, est certainement la plus importante pour les experts.

Par l'emploi méthodique de quelques oxydes métalliques, M. Cazeneuve arrive à résoudre de la façon la plus satisfaisante les divers problèmes qui peuvent se présenter.

En résumé, ce livre est clair, concis. Les conclusions ont pour base les nombreuses expériences personnelles de l'auteur, et tous ceux qui s'occupent de l'analyse des vins tiendront à placer dans leur bibliothèque le très intéressant ouvrage de M. Cazeneuve.

Journal de pharmacie et de chimie, 15 janvier 1887.

LES ABEILLES

ORGANES ET FONCTIONS, ÉDUCATION ET PRODUITS, MIEL ET CIRE

Par Maurice GIRARD

Président de la Société entomologique de France.

Deuxième édition.

1 vol. in-16, avec 30 figures et 1 planche coloriée.... 3 fr. 50

L'Abeille est l'objet de soins de jour en jour plus attentifs et plus minutieux, en raison de l'intérêt qui s'attache à son étude et des avantages que procure son éducation.

Il manquait en France un livre qui pût être un guide à la fois scientifique et pratique, qui mît à la portée de l'éleveur l'ensemble des connaissances qu'il a besoin de posséder.

Sans avoir la pensée de remplacer l'expérience individuelle, qui, en matière d'élevage raisonné des Abeilles, vaudra toujours mieux que tous les écrits, l'auteur a exposé les manipulations agricoles, les procédés d'extraction, la composition chimique du miel et de la cire; il a décrit les organes, les fonctions, les maladies, les ennemis de l'Abeille.

Il a voulu donner aux apiculteurs un résumé clair et précis des faits d'histoire naturelle et des opérations techniques qui se rattachent à la récolte des produits; aux savants, une monographie complète, au point de vue entomologique; aux amis de la nature, une histoire simple et vraie de cet industrieux insecte, qui constitue une curiosité digne de leur patiente observation, en même temps qu'il est une source de fortune pour des populations entières.

Aux préceptes et aux descriptions, M. Girard joint des figures, qui font connaître, avec de forts grossissements, les organes internes et externes de l'Abeille, les modèles de ruches et d'appareils d'extraction; dans une planche en taille-douce, il a représenté avec leurs couleurs naturelles les trois espèces ou races élevées en Europe, en mettant à côté l'un de l'autre les types du mâle, de la reine et de l'ouvrière.

L'auteur a voulu faire un livre à la fois intéressant et utile et nous pouvons ajouter qu'il a réussi.

LA BIBLIOTHÈQUE SCIENTIFIQUE CONTEMPORAINE

Publiera en 1887 les volumes suivants·

Les ancêtres de nos animaux, dans les temps géologiques, par Albert GAUDRY, professeur au Muséum, membre de l'Institut. 1 vol. in-16, avec figures.................... 3 fr. 50

Les tremblements de terre, par FOUQUÉ, professeur au Collège de France, membre de l'Institut. 1 vol. in-16. 3 fr. 50

Sous les mers. Histoire des explorations sous-marines, par le marquis de FOLIN, membre de la commission scientifique d'exploration des grands fonds de la Méditerranée et de l'Atlantique. 1 vol. in-16, avec figures.................... 3 fr. 50

La Galvanoplastie, le nickelage, l'argenture, la dorure et l'électro-métallurgie, par E. BOUANT, agrégé des sciences physiques. 1 vol. in-16, avec figures.................... 3 fr. 50

L'origine des arbres cultivés, par M. de SAPORTA, correspondant de l'Institut de France. 1 vol. in-16, avec fig. 3 fr. 50

La suggestion mentale et l'action des médicaments à distance, par MM. les Drs BOURRU et BUROT, professeurs à l'École de médecine de Rochefort. 1 vol. in-16 avec fig. 3 fr. 50

La Prévision du temps et les prédictions météorologiques, par G. DALLET. 1 vol. in-16 avec 40 figures........ 3 fr. 50

L'homme avant l'histoire, par Ch. DEBIERRE, professeur agrégé à la Faculté de Lyon. 1 vol. in-16, avec figures. 3 fr. 50

L'activité cérébrale, au point de vue psycho-physiologique, par Alexandre HERZEN, professeur à l'Académie de Lausanne. 1 vol. in-16.................... 3 fr. 50

Les nouvelles institutions de bienfaisance, les dispensaires pour enfants malades, par A. FOVILLE, inspecteur général des établissements de bienfaisance. 1 vol. in-16. 3 fr. 50

La truffe, par M. le Dr FERRY DE LA BELLONNE, 1 vol. in-16, avec 20 figures.................... 3 fr. 50

La lutte pour l'Existence chez les animaux marins, par Léon FRÉDÉRICQ, professeur à l'Université de Liège. 1 vol. in-16, avec figures.................... 3 fr. 50

LES MERVEILLES DE LA NATURE

L'HOMME ET LES ANIMAUX

Par A.-E. BREHM

9 volumes grand in-8 de chacun 800 pages, avec environ **6,000** *figures intercalées dans le texte et 176 planches tirées hors texte sur papier teinté.*

Chaque volume se vend séparément

Broché.. 11 fr.
Relié en demi-chagrin, plats toile, tranches dorées.... 16 fr.

LES RACES HUMAINES ET LES MAMMIFÈRES

Édition française par Z. GERBE

2 vol. gr. in-8, avec 770 figures et 40 planches......... 22 fr.

LES OISEAUX

Édition française par Z. GERBE

2 vol. gr. in-8, avec 500 figures et 40 planches........ 22 fr.

LES REPTILES ET LES BATRACIENS

Édition française par E. SAUVAGE

1 vol. gr. in-8, avec 600 figures et 20 planches........ 11 fr.

LES POISSONS ET LES CRUSTACÉS

Édit. française par E. SAUVAGE et J. KUNCKEL D'HERCULAIS

1 vol. gr. in-8 de 750 p. avec 524 figures et 20 planches. 11 fr.

LES INSECTES

LES MYRIAPODES, LES ARACHNIDES

Édition française par J. KUNCKEL D'HERCULAIS

2 vol. gr. in-8, avec 2,060 figures et 36 planches....... 22 fr.

LES VERS, LES MOLLUSQUES

LES ÉCHINODERMES, LES ZOOPHYTES, LES PROTOZOAIRES

ET LES ANIMAUX DES GRANDES PROFONDEURS

Edition française par A.-T. de ROCHEBRUNE

1 vol. gr. in-8 avec 1,200 figures et 20 planches. 11 fr.

ENVOI FRANCO CONTRE UN MANDAT SUR LA POSTE

BLANCHARD (E.) — Les Poissons des eaux douces de la France, par EMILE BLANCHARD, professeur au Muséum, membre de l'Institut. *Deuxième tirage*, 1 vol. gr. in-8 de 800 pages, avec 151 fig. et 32 planches hors texte sur papier teinté... 16 fr.

— Le même, relié en demi-maroquin, doré sur tranches. 20 fr.

CUYER ET ALIX. — Le Cheval. Paris, 1886, 1 vol. gr. in-8 de 700 pages de texte avec 172 figures et 1 atlas de 16 planches coloriées, Cartonné.. 60 fr.

DENIKER. — Atlas manuel de botanique ou illustrations des familles et des genres de plantes phanérogames et cryptogames avec le texte en regard. Paris, 1886, 1 vol. in-4, 400 pages avec 200 planches in-4 comprenant 3,300 figures. Cartonné.. 30 fr.

GAUTIER (L.) — Les Champignons. 1884, 1 vol. gr. in-8 de 508 pages avec 195 fig. et 16 pl. chromolithographiées. Cartonné.. 24 fr.

HERAUD. — Les secrets de la science, de l'industrie et de l'économie domestique. 1 vol. in-18 jésus de x-654 pages, avec 205 figures. Cart.. 6 fr.

— Jeux et récréations scientifiques. Paris, 1884, 1 vol. in-18 jésus de 636 pages, avec 297 figures............................ 6 fr.

HUXLEY. Les Sciences naturelles et les problèmes qu'elles font surgir. 1 vol. in-18 jésus de 501 pages.......................... 4 fr.

LYELL. — L'ancienneté de l'homme prouvée par la géologie. 1 vol. in-8 de xvi-900 p., avec 182 fig. Cart.......... 16 fr.

MARTINS. — Du Spitzberg au Sahara. Etapes d'un naturaliste. 1 vol. in-8 de 620 pages, avec 16 pl. hors texte, et une couverture artistique.. 10 fr.

QUATREFAGES (A. DE). — Hommes fossiles et hommes sauvages. Études d'anthropologie. 1 vol. gr. in-8, de XII-644 pages avec 209 figures.. 15 fr.

— Le même, cartonné, fers spéciaux, tranches rouges. 18 fr.

RIVIÈRE (E.). — Paléoethnologie. De l'antiquité de l'homme dans les Alpes-Maritimes. 1887, 1 vol. in-4 de 340 pages avec 96 figures et 23 pl. en chromolithographie. Cartonné... 65 fr.

Science et Nature. Paris, 1884-1885, 4 vol. gr. in-8, ensemble 1700 p. à 2 colonnes avec environ 1100 figures. Brochés.. 40 fr.
Cartonnés, avec fers spéciaux, tranches dorées........ 54 fr.
Chaque volume se vend séparément: broché.......... 10 fr.
Cartonné.. 13 fr. 50

STENFORT (F.) — Les plus belles plantes de la mer. Méthode à suivre dans la recherche et la récolte des algues, description des familles et des espèces. *Deuxième tirage*. 1 vol. in-8 avec spécimens de cinquante algues naturelles. Cartonné. 25 fr.

BOUCHUT (E.). — **Traité pratique des maladies des nouveau-nés, des enfants** à la mamelle et de la seconde enfance. *Huitième édition* Paris, 1885, 1 volume in-8 de XVI-1138 pages, avec 189 figures. . . . . 18 fr.

— **Hygiène de la première Enfance.** Guide des mères pour l'allaitement, le sevrage et le choix de la nourrice. *Huitième édition.* Paris, 1885, 1 vol. in-18 jésus, de 460 pages avec 53 figures. . . . . 4 fr.

— **Nouveaux éléments de pathologie générale.** *Quatrième édition.* 1 vol gr in 8 de x-880 pages avec 245 figures. 16 fr.

— **Traité de diagnostic et de séméiologie.** 1 vol. grand in-8 de XII-692 pages, avec 160 figures. . . . . 12 fr.

BOUSQUET (J.-B.). — **Nouveau traité de la vaccine** et des éruptions varioleuses ou varioliformes. 1 vol. in-8 de 600 pages. . . . . 7 fr.

BRIQUET. — **De la variole.** 1 vol. in-8. . . . . . . 1 fr. 50

COLIN (Léon). — **Traité des maladies épidémiques.** Origine, évolution, prophylaxie, par Léon Colin, professeur à l'École du Val-de-Grâce. 1 vol. in 8 de xx-1032 p. . 16 fr.

— **De la variole**, au point de vue épidémiologique et prophylactique. 1 vol. in-8 avec figures. . . . . 3 fr. 50

DEPAUL (J.-A.-H.). — **Expériences faites à l'Académie de médecine avec le cowpox** ou vaccin animal, par J.-A.-H. Depaul, professeur à la Faculté de médecine de Paris. 1 vol. in-4, avec 3 pl. chromolithographiées. 3 fr. 50

DESPINE et PICOT. — **Manuel pratique des maladies de l'enfance.** *Troisième édition.* Paris, 1884, 1 vol. in-18 jésus de VIII-804 pages. . . . . 7 fr.

DONNÉ (Al.) — **Conseils aux mères** sur la manière d'élever les enfants nouveau-nés. *Septième édition.* Paris, 1884, 1 vol. in-18 jésus de 378 pages. . . . . 3 fr.

HALLOPEAU (H.) — **Traité élémentaire de pathologie générale.** *Deuxième édition.* 1 vol. in-8 de VIII-800 pages, avec 250 figures. . . . . 12 fr.

PÉRIER (C.). — **Guide des mères et des nourrices.** 1886, 1 vol. in-18 jésus de 200 pages avec figures. . . . 2 fr. 50

ROCHARD. — **Étude synthétique sur les maladies endémiques.** 1 vol. in-8. . . . . 2 fr.

SCHMITT (J.). — **Microbes et maladies**, par le Dr J. Schmitt, professeur agrégé à la Faculté de médecine de Nancy. 1887, 1 volume in-16 de 300 pages avec figures. (*Bibliothèque scientifique contemporaine*). . . . . . . 3 fr. 50

Syphilis vaccinale (De la), Communications à l'Académie de médecine par MM. Depaul, Ricord, Trousseau, etc., suivies de mémoires sur la transmission de la syphilis par la vaccination. 1 vol. in-8. . . . . 6 fr

EMILE COLIN. — IMPRIMERIE DE LAGNY

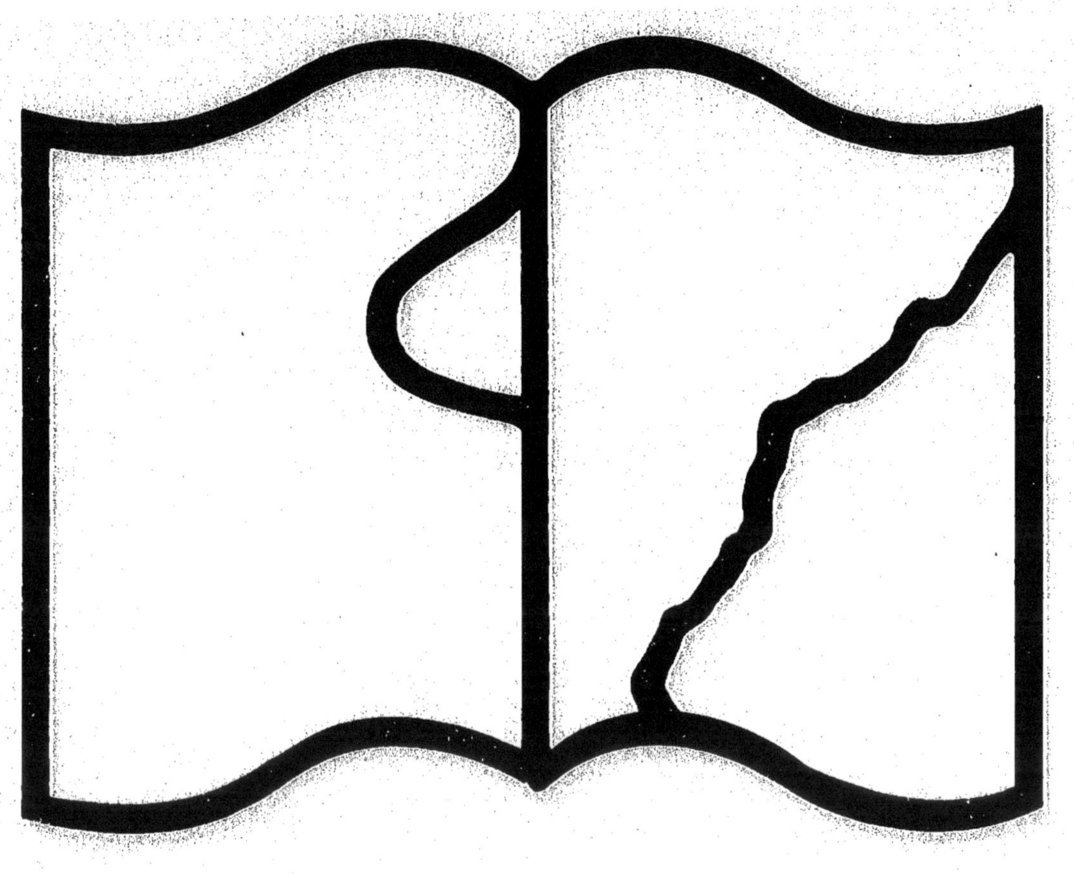

Texte détérioré — reliure défectueuse

NF Z 43-120-11

www.ingramcontent.com/pod-product-compliance
Ingram Content Group UK Ltd.
Pitfield, Milton Keynes, MK11 3LW, UK
UKHW012222240726
13966UKWH00003B/901

9 782012 873636